基于传统瑜伽的瑜伽疗法标准教程

瑜伽疗法的理论与实践

The Yoga Therapy Theory and Practice

瑜伽疗法Assessment（YTA）
和瑜伽疗法Instruction（YTI）技法

木村　慧心

序言

瑜伽的现状

我从 20 世纪 70 年代开始在印度学习传统的瑜伽修行和瑜伽疗法，之后一直致力于研究和普及瑜伽疗法。在 20 世纪 70 年代的印度，普通的印度国民基本上不会习练瑜伽。除了喜马拉雅的瑜伽行者外，只有一少部分特立独行的印度人会习练瑜伽 Asana（体式），还有一些喜欢超能力、追求现世利益的印度人会进行昆达里尼冥想，以及部分研究所和大学附属医院会进行瑜伽疗法的指导和研究。但在进入 21 世纪以后，习练瑜伽 Asana（体式）或 Pranyam（呼吸法）的印度人猛增，一种略显夸张的说法是习练总人数甚至超过了 1 亿人，这已成为一种不可忽视的社会现象。另外，在 20 世纪 70 年代的印度瑜伽道场目之所及大多是欧美人在练习，而除了印度人以外的亚洲人则仅见少数日本人。但是进入 21 世纪之后，俄罗斯人、中国人、南美人纷纷前往印度学习瑜伽。究其原因，大概是因为随着经济的发展，新兴国家也日益转变为充满社会压力的国家。而这正是本书将要介绍的《基于传统瑜伽的瑜伽疗法标准教程》的目的所在。

2013 年 5 月，九州大学研究生院医学研究院临床医学学科内科学讲座心身医学在厚生劳动省科研经费的资助下，而向经过我们一般社团法人日本瑜伽疗法学会认证的瑜伽疗法指导师所开办的普通瑜伽教室，开展了“针对瑜伽疗法意外伤害和不良反应的大规模分层调查”。经调查发现，在北至北海道南至冲绳的教授瑜伽疗法技法的瑜伽教室的 2532 名（58.5±12.6 岁）学员中，回答患有某种宿疾的瑜伽学员有 1433 名（56.6%），回答定期去医院检查的学员有 1076 名（42.5%）。由此可见，日本全国各地参加普通瑜伽课程的大部分学员都是因为患有某种心理或身体的疾病才参加瑜伽课程的。另外，截至 2017 年，本研究调查结果一直被哈佛医科大学

（Harvard Medical University）的瑜伽指南所引用。

纵观印度的瑜伽现状以及日本的瑜伽现状，全世界的人们都希望通过瑜伽习练获得医学上的促进健康的效果。尤其是随着社会工业化的发展，社会变化越来越快，人们的心身压力越来越大，由压力引发的各种心身疾病症及精神疾病不断增加，为了克服这些疾病，人们寄希望于印度瑜伽。

疾病的原因

人们之所以会寄希望于瑜伽，是因为大部分人认为习练瑜伽有助于“促进心身健康”。曾有一段时期，人们认为只要消除了 19 世纪 80 年代陆续发现的病原菌，就能治愈大部分疾病。现实却是，即便是在开发并使用了大量抗生素的现代社会，仍然有许多疾病无法治愈，前往医疗机构看病的患者数量丝毫不见减少。这是因为，现在折磨人们的不是细菌和病毒感染，而是应激性病症和生活习惯病。在思考如何治疗自己的生活所造成的众多疾病时，越来越多的充满智慧的人意识到，治病不能被动地依赖医疗界人士，“自己造成的疾病应该自己疗愈”，否则无法恢复心身健康。意识到这点后，他们希望自己也能像那些在喜马拉雅山残酷的生存环境中进行修行的心身强健的瑜伽行者们一样，习练传统瑜伽修行技法，而他们的脚步不约而同地迈向了印度大地。

瑜伽的科学研究

回顾过去，我在 20 世纪 70 年代踏上印度大地，但在当时的印度尚未解开喜马拉雅的瑜伽行者们身心强健的秘密。印度最早开始针对传统瑜伽进行科学研究的是位于马哈拉施特拉邦罗纳瓦拉市的凯瓦拉亚达玛瑜伽研究所（Kaivalayadama Yoga Institute）附属瑜伽大学，但即使是这所大学，当时也还处于对各种瑜伽习练方法如何为我们身体带来变化进行研究的阶段。我们在大学上课时，如果隔壁的瑜伽研究所有修炼独特的瑜伽习练方法的瑜伽行者到访，老师时常会请瑜伽行者们在学生们面前展示他们的技法。旨在探明传统瑜伽习练方法所蕴藏秘密的研究就是从那时开始的，想必即便是现在，印度各地的大学的瑜伽专业和众多的瑜伽研究所仍在持续开展这项研究。下面谈一下我自己的个人经历。我去瑜伽大学学习时，由于未持有正式学生签证而申请入学,所以刚开始时我的听课请求未获许可。但在经过一番波折后，我终于获准旁听除考试以外的所有课程。正因为如此，我幸运地免于参加年底的考试，并利用稍长的圣诞节 / 年初的假期前往位于北印度瑞诗凯诗的 Yoga Niketan 静修中心，参加了由我的终生导师 Swami Yogeshwarananda 上师举办的为期一个月的瑜伽修行大会。在修行大会上，来自印度及世界各地的 200 多名瑜伽修行者们习练了需要从早到晚整天接受指导的传统王瑜伽。在那一个月中，我也在当时已 90 岁高龄的上师的亲自指导下，学习了王瑜伽体式、呼吸法和冥想修行法。那时的体验太过震撼，以至于现在想起来都会为那时的幸运而感动落泪。这是因为，上师将 80 年间在喜马拉雅、西藏高原由瑜伽古鲁们代代相传的传统王瑜伽智慧倾囊相授。以冥想修行法为例，上师所教授的是一种尚未传播到日本的源自吠陀圣典时代的冥想习练方法。我们这些修行者每天在冥想修行时都严阵以待，充满了在上师的智慧前暴露自己愚昧的紧张感。而且上师每天傍晚还会安排两个小时的 Darshana/ 面谈 / 谒见时间，也就是咨询辅导时间，任何人都可以向上师请教任何问题。这种面谈时段我从未缺席过，一直陪伴上师左右，得以近距离地领会上师解答各种问题的传统瑜伽的智慧。在喜马拉雅的山麓瑞诗凯诗度过冬季的一个月后，我再次回到凯瓦拉亚达玛瑜伽研究所（Kaivalayadama Yoga Institute）学习大学的课程。瑜伽学院在瑜伽医院 2 楼为外国学生安排了一间体式室。某一个周日的早上，我一个人在体式室习练在瑞诗凯诗习得的王瑜伽调息法。瑜伽疗法指导师 Kuti 听到我习练调息法时发出的呼吸声音，跑过来跟我说："请不要练习调息法。这里是提供瑜伽疗法技法的医院，我们不想让患者看到喜马拉雅的习练方法"。当时我还年轻，颇有些洋洋得意地修炼了刚学会的 Asana（体式），Pranayama（呼吸法）等传统的 Raja Yoga（王瑜伽）技法。

不过也是自那时开始，我才意识到传统的瑜伽习练方法和这所研究所想要为顾客提供的瑜伽疗法技法是不同的。大学的课程于那年的 3 月份结束，从此以后我就一直跟随导师 Swami Yogeshwarananda 上师在喜马拉雅山中潜心修行传统王瑜伽。之后，又因为一段机缘巧合，不得不于 1987 年再次踏入瑜伽疗法的世界，直至为本书执笔。

人体构造论和功能论

本书将针对各种应激性病症介绍“从医学、心理学的角度出发，通过瑜伽疗法习练，纠正心身缺陷的方法”。这里所说的“纠正心身缺陷”是指：1）瑜伽疗法的 Assessment / 评估理论；2）瑜伽疗法技法的指导理论；3）通过瑜伽疗法习练恢复健康的作用机制。西医也会根据奉行身体构造论的“解剖学”和奉行功能论的“生理学”，通过评估、诊断找出人体出现问题的部位，并不断地修订 Assessment / 诊断方法的标准。但是，将瑜伽用于指导应激性病症患者的全世界的瑜伽指导者们既不了解传统瑜伽独特的“评估理论”，也不思考“指导理论”的逻辑，说得难听一点，就是在不了解瑜伽技法的效果的情况下，乱讲什么“这就是瑜伽的体式”“这就是呼吸法”，说是现学现卖也不为过。原因是，瑜伽指导者们并不理解评估 Assessment 理论，根据评估理论，一开始就应该、1. 从瑜伽的角度出发评估学员、委托者的哪个部位出现了根本性的问题。而在喜马拉雅延续 5000 年之久的传统瑜伽修行中，这一评估理论得到了切实的传承。如果没有评估理论，导师就无法评估弟子的心身状态并提升其人格。从传统瑜伽的角度分析，人体构造论可以分为两种说法，即“源自《Tittiliya Upanishad（泰帝利耶奥义书）》的人体五藏说”和“源自《Kata Upanishad（羯陀奥义书）》的人体马车说”。2. 论述这些人体构造功能不全的正是《Yoga Sutra（瑜伽经）》等瑜伽诸圣典。也就是说，在传统瑜伽中，与西医中的生理学相对应的，是被当作心身功能不全而记录于传统圣典中的诸多有关人类心理的描述。根据这些与西医解剖学、生理学并称的人体心身功能理论，3. 指导帮助人们达到理想状态的正是瑜伽疗法。瑜伽疗法指导者既能够 Assessment /评估出学员、委托者心身出现问题的部位，也能够纠正这种功能不全。本书将会讲解这些人体构造论，即“人体五藏说”和“人体马车说”，并介绍多种恢复人体功能的技法。除此以外，还需要对适用于学员、委托者所患心身疾病的各种瑜伽技法的“瑜伽疗法效果”进行说明。瑜伽疗法如同开药。只有在了解药效的前提下，才能够对症下药。同样只有在理解各种瑜伽疗法技法的药效即瑜伽疗法的功效的基础上，才能够针对学员、委托者的症状进行瑜伽疗法的指导。但是，瑜伽疗法指导并非治疗。对于学员、委托者自身造成的各种内科疾病如“高血压”“消化系统溃疡病”等各种“心身疾病”以及因心理压力原因而阻碍精神功能健全的“精神疾病”，瑜伽疗法指导师所能做的仅仅是找出患者自身造成的功能障碍的部位，并指导患者实施自助努力法，即通过自身的努力消除这些障碍。鉴于这种观点，本书不仅会介绍针对学员、委托者改良的各种瑜伽疗法技法，还将说明各种技法所拥有的功效。因此，首先需要理解“Assessment 理论”和“瑜伽疗法的指导技术”。前者指的是如何评估发生心身功能障碍的部位，后者指的是如何使人恢复到理想的心身状态，即人体五藏说和马车说所主张的理想的心身健康状态。换言之，这类似于西医所实施的各种治疗法。最后还需要评估“症状变化”，即判断学员、委托者是否恢复到了理想的心身状态。上述内容就是瑜伽疗法的基础理论。包括上述瑜伽疗法的理论在内，本书将对瑜伽疗法指导的理论和实践进行介绍。本书面向普通读者，内容浅显易懂，若想了解更详细的内容，请用英文向一般社团法人日本瑜伽疗法学会事务局咨询。我们每月都会在日本全国各地的主要城市举办有关学习本书所述瑜伽疗法理论的讲座。联系方式参见本书最后一页。

目录

实践技术篇(评估法)
第Ⅱ部　瑜伽疗法 Assessment (YTA)

第Ⅲ部　分论(1)食物鞘

第Ⅲ部 分论（2）气能鞘

第Ⅲ部 分论(5)喜乐鞘

第Ⅳ部 总结

第Ⅰ部

背景理论篇
（人体构造论和功能论）

第 1 章 何为瑜伽疗法?

1.1 瑜伽疗法指导师的目标

与在喜马拉雅山上修炼的传统瑜伽不同，瑜伽疗法的目标人群是生活在尘世中的普通人或者患有各类病症的患者。特别是罹患因压力过大而导致的病症、心身疾病、生活习惯病（上述病症因压力社会的形成而在全世界多有发生）的患者，或者是想预防上述病症的普通人，都可成为瑜伽疗法的指导对象。正如此前提交给厚生劳动省[1]的“针对瑜伽疗法伤害和不良反应的大规模分层调查”中明确指出的，全国各地的瑜伽教室的学员大多患有因压力过大而导致的心身疾病。因此，不仅日本，全世界的瑜伽教室的导师们都必须清楚地认识到，应传授给普通人或者患者经过改良的瑜伽疗法，而不应是在喜马拉雅山上修炼的传统瑜伽习练方法。那么，这种面向普通人的瑜伽指导应该教些什么，又该如何教授呢？鉴于想通过瑜伽疗法来治疗或预防病症的学员会亲临瑜伽教室，因此瑜伽的教授内容简单来说可分为以下几个方面。

“瑜伽疗法指导师、瑜伽导师通过与学员 / 委托者初次面谈进行瑜伽疗法 Assessment(Yoga Therapy Assessment/YTA)，以了解现状并预测病情的变化，并进行瑜伽疗法 Instruction/(Yoga Therapy Instruction/YTI)，判断可以在瑜伽疗法指导中做些什么。然后应向委托者说明健康恢复的方向，并将指导计划及其实施、症状变化 (Changes in Client Condition/CCC) 的预测及练习的效果告知委托者，且与委托者达成共识或经委托者知情同意。”

1 厚生劳动省：日本政府负责医疗卫生和社会保障的主要部门。

即，瑜伽导师首先必须要与新参加瑜伽教室的学员、委托者进行面谈，Assessment／评估该学员的心身状况，并考虑该教授何种瑜伽技法，且须与学员达成共识。若只是跟学员说“练习瑜伽是好事，你就和其他人先一起练习，如果觉得太难的话，根据自己的感觉来判断练还是不练吧”等诸如此类模棱两可的话后就让学员参加课程，不仅可能出现意外伤害和不良反应，更有甚者还会有害于身体健康。之所以会出现这种情况，正是因为瑜伽导师没有很好地评估这位新学员的心身状态。这位新学员到底是为了克服恐慌症发作而参加，还是为了防止癌症复发而参加？到底是为了在因抑郁症而停职的期间能够恢复健康而参加，还是为了祈求平安分娩而参加？众所周知，如果没有认真地听取学员的需求便进行指导，不论是瑜伽Asana（体式）还是Pranayama（呼吸法），甚至连冥想法都不宜教授。这就好比西医，必须先诊断才能开药。而且，如果瑜伽导师本身不能充分了解瑜伽的各种技法所具有的作为疗法在生理上、心理上的功效的话，那么当有学员、委托者表达了学习的意愿时，瑜伽导师只能匆匆开始指导，而不能在实施指导之前向学员、委托者进行详细的说明。街头巷尾的瑜伽教室里常常会听到“这个姿势对某某病症很有效”的指导内容，其实这并没有正式的医学理论支撑。尽管并没有医学上的依据、证据，但社会上却都在这么流传。这种情况在全世界的瑜伽教室中都有发生，而非仅限于日本。而写作此书的动机，正是为了打破这种危险的现状。

因此，本书的内容虽然主要面向瑜伽导师，但也能为正在受各种病症困扰的人们提供帮助。本书中不仅介绍了部分瑜伽疗法的技法，而且备注了YouTube的URL，以便于大家在家自行练习这些任何人都可以练习的瑜伽疗法的技法。不过，有一些需要贴合个人心身症状的高级瑜伽疗法的练习，必须在接受过瑜伽疗法指导的专业教育、并获一般社团法人日本瑜伽疗法学会认证的瑜伽疗法指导师的指导下进行。

1.2 瑜伽教师和瑜伽疗法指导师的不同之处

卡瓦拉亚达玛瑜伽研究学院（Kaivalayadama Yoga Institute）从 1920 年代开始率先对传统瑜伽进行科学性研究，Dr.M.Bole 博士以医生及教授的身份在此任职 30 年，将瑜伽疗法推广到了全世界。自 2008 年开始，日本瑜伽疗法学会曾两次邀请 Dr.M.Bole 博士亲赴日本，举办瑜伽疗法的综合讲座。当时，Dr.M.Bole 博士发表了如下主旨的演讲。

"瑜伽疗法是什么？瑜伽疗法，是一种在最佳的生活方式中处理压力，克服疾病、保持健康的疗法，它能够使人体验到所谓"三昧"的心身合一。那么，瑜伽疗法的特征又是什么呢？医生和理疗师使用西医的话，治疗方法有很多种，但是患者都是被动的，有时甚至会被注射麻醉药来陷入沉睡。而瑜伽疗法是在瑜伽导师的指引下，由患者自己学习健康促进法并加以练习。与其他治疗方法不同，瑜伽疗法是要患者通过自己努力去达到克服疾病的目的。那么，瑜伽教师和瑜伽疗法指导师的区别在哪里呢？瑜伽教师只传授瑜伽的技法，医学上或可称之为"瑜伽药剂师"。而瑜伽疗法指导师则着眼于人的整体心理状态，医学上或可称之为"瑜伽内科医生"。瑜伽疗法指导师充分了解各种瑜伽技法的功效，洞悉人的心理状态和心理障碍。瑜伽疗法指导师能够充分理解人的心理和心理障碍。瑜伽疗法指导师是能够判断出人的异常心理、并精通如何使之恢复至正常心理状态的技法的专业人士。各种瑜伽疗法技法被认为与西医、心理学中的药剂、手术、临床心理疗法相同。从瑜伽疗法的角度来看，健康问题可以分为两种。在西医的内、外科医疗中，瑜伽疗法处于次要地位，但在心理 / 灵性（精神）疗法方面，瑜伽疗法甚至超过了西医、心理学而成为主要的疗法方法。"

这便是对瑜伽作为一种疗法进行研究的现状和课题，也只有作为医生在卡瓦拉亚达玛瑜伽研究学院（Kaivalayadama Yoga Institute）为瑜伽疗法的研究贡献了半生的 Dr.M.Bole 博士才能有此真知灼见。本书中，我们对这种瑜伽在医学 / 心理学方面的功效和课题进行了简要说明。本书主要面向长期从事瑜伽指导的瑜伽教师，以及为恢复健康而在瑜伽教师的指导下练习瑜伽的人们。衷心希望本书能够让大家切实掌握通过瑜伽练习恢复健康的理论并付诸实践。无论是医务工作者还是从事心理学工作人员，若想进一步专业学习瑜伽疗法，请向一般社团法人日本瑜伽疗法学会咨询。

1.3 印度传统的 Ayurveda（阿育吠陀）疗法

医师 Charaka（遮罗迦）留传有印度医学“Ayurveda（阿育吠陀）”的内科学科书籍，据说该书源自印度的吠陀圣典《Atharva-Veda（阿闼婆吠陀）》。遮罗迦遍游印度，传授给弟子们各种内科疗法。他的弟子们将他所传授的知识汇集起来修撰成书（saṁhitā）留存至今，该书名为《遮罗迦本集（Charaka saṁhitā）》。目前，Ayurveda（阿育吠陀）大学医学系在全印度有200余所学校，数量与西医医学系相当，同样开展5年半医学课程，上课的学员通过研修成为阿育吠陀医师。尽管该书写于2000年前，但至今仍作为内科的医书用于 Ayurveda（阿育吠陀）医学系的授课，在临床实践中也被广泛使用。这本《遮罗迦本集》中的第1篇第11章第54节中有如下记载。

“三种疗法(Trividam Aushadam)，指的是信仰疗法、合理疗法、心理疗法这三种。信仰疗法(基于命运/Daiva Viyapasuraya)，是指唱诵曼特罗(Mantra)/真言、佩戴药草或宝石、举行吉祥的祭祀仪式、祭祀、供奉祭物、护摩、戒律、赎罪、禁食、祈祷安宁、跪拜(跪着礼拜)、朝圣等。合理疗法(基于道理/Yukti Viyapasuraya)是指合理地调配膳食、药物。心理疗法(解放精神/Sattova Avajaya)是指将精神从不好的事物中解放出来”

《遮罗迦本集 第1篇第11章第54节》

解说　一般来说，Ayurveda(阿育吠陀)的治疗方法指的是精油按摩，或将药油滴敷在额上的“滴油疗法”Shirodara等，也就是这里所说的合理疗法。但是内科医师遮罗迦认为 Ayurveda(阿育吠陀)中还存在信仰疗法和心理疗法，共计三种治疗方法。而且，从传统瑜伽的观点来看，可以说信仰疗法、心理疗法都是处理与心身相关的健康问题的瑜伽疗法。因此，基于内科医师遮罗迦的这个观点，瑜伽和 Ayurveda(阿育吠陀)被称作姐妹关系。

并且，内科医师 Charaka 当时是站在病理学的角度，并未将病原菌作为病症的发病原因，因此就发病原因做了如下阐述。

“病症是不可计量的，因为其种类不计其数。但是，Dosha/病素（病症的根源）并不多，是可计量的。我将使用图示的形式，并以清晰展示 Dosha 的方式举例说明病症。动性（Rajas）和暗性(Tamas)可以说是两种心理上的(Manasic) Dosha/病素。这些Dosha的产生源自于激情、愤怒、贪婪、迷茫、嫉妒、自恋、自我陶醉、兴奋、恐惧、浮躁等。风（Vata）、火（Pitta）、水（Kapha）是身体上的 Dosha（病症的根源），这些身体上的 Dosha 是导致发热、腹泻、出汗、肺结核、呼吸困难、尿频、麻风病等的原因。综上所述，Dosha 与人之存在的整体息息相关，而病症则与身体的一部分相关。”

《遮罗迦本集第 3 篇第 6 章第 5 节》

解说　在这一小节中，内科医师 Charaka 用“病素 /Dosha”这一概念对病症的原因进行了说明。而且指出，病素分为两种，一种是身体上的病素，即风（Vata）、火（Pitta）和水（Kapha），另一种则是心理上（Manasic）的病素，即动性（Rajas）和暗性(Tamas)。当这两种病素的功能紊乱时，我们人类的心身就会产生病症。曾有观点认为，从 1800 年代后期开始，Robert Koch (1843 ～ 1910) 等人陆续发现了结核等疾病的病原菌，“阿育吠陀的病素”等概念便遭到了人们的冷遇。但同样是在 1800 年代，英国兴起了工业革命，产生了大量生产和大量消费的文化，甚至人类也会被当作生产环节上的一个零件。随着这种压力社会的到来，人们开始出现各种“心身疾病 / 生活习惯病”。直到此时，阿育吠陀和瑜伽作为一种可使一个人整体恢复身体健康的压力管理方法，再次引起了世人的关注。我们都知道，只要心身状态健康且免疫力足够强大，有些人即使感染了病原菌也不一定会生病。我们还知道，对于在没有病原菌干预的情况下发生的应激性病症，抗生素也无法从病因上根治。

阿育吠陀指出，人类之所以会生病，是因为与心身状态相关的病素/Dosha出了问题。对于这两种心理病素与身体病素的“心身相关”关系，阿育吠陀阐述如下。

“这两者（精神和身体）经常持续相关的各种病症，与激情、发烧等互为共存。”
（遮罗迦本集第3篇6章第8节）

解说　内科医师Charaka正是站在“心身相关”的角度，阐明阿育吠陀和瑜伽是帮助诊断人类的病症并努力使之恢复到原来的健康身心状态的智慧结晶。

此外，内科医师Charaka还认为，在“心身相关”原理中，心理性要素的紊乱是病症发病的根本原因。具体阐述如下。

“身体中有3种病素/风（Vata）、火（Pitta）、水（Kapha）。这些病素的失衡会影响身体健康。动性（Rajas）和暗性（Tamas）是心理性（Tamasic）病素。这些心理上或者身体上的病素，或者两者对心理产生影响时，则会出现病态。若没有这些病素，则不会出现病态。”
（遮罗迦本集第4篇第4章第34节）

解说　正如本节所载，阿育吠陀和瑜伽数千年前就已明确的对病症原因的理解，与现代心身医学所主张的“心理上的病素的紊乱会引起身体上的病素的紊乱，从而诱发各种病症”的理论不谋而合。

此外，内科医师Charaka对心理紊乱作了以下阐述。

“心理分为善性、动性、暗性三种。善性的心理比较有益，没有缺陷，没有激情和无知，因此动性和暗性与之相比处于劣势。在这心灵的 3 种德性 /Guna 下，每个都可以根据生物物种的身体和心灵之间的相关关系的种类和程度，相应地分为无数种类惰性。也就是说，身体受心理影响，反之亦然。因此，一些心理形式常被用作广为人知的形式来说明其相似之处。”

（遮罗迦本集第 4 篇第 4 章第 36 节）

解说　人们的心理总是在不停地变化。那是因为它受到 3 种 Guna/ 德性的支配，有时善性（Sattva）、动性 (Rajas)、暗性 (Tamas) 中的某一种会占据主导地位，决定人们的心理状态。但在这 3 种 Guna 中，被认为是病素的动性、暗性的 Guna 绝不会消失，只是暂时处于劣势。因此，我们人类若要长久地保持心身健康，必须尽可能地保持心理上悦性因素的主导地位，进而促进身体 / 食物鞘的健康。可以说，这正是瑜伽疗法所能向生活在当今压力社会中的人们提供的健康促进法的存在意义。为此，当今的瑜伽导师必须要掌握这些传统瑜伽的心理疗法。

相信通过上面的说明大家已经了解，直至现代社会，瑜伽疗法仍在实施阿育吠陀医学的 3 种疗法中的与瑜伽相关的信仰疗法和心理疗法。瑜伽疗法的治疗对象是当前社会中罹患因压力大而导致的病症的学员 / 委托者，他们往往面临着非因感染病原菌而引起的心身疾病 / 生活习惯病等问题。若能将阿育吠陀医学的诊断方法和治疗方法作为瑜伽疗法的指导技法的基础，必将为处于当代压力社会中的人们带来极大的帮助。下面，笔者将就瑜伽疗法技法的各种指导方法即瑜伽疗法 Instruction(YTI) 技法的概要进行解说。

1.4 用于瑜伽疗法的 3 种瑜伽技法的分类

印度传统瑜伽大致可以分为以下 4 种：1. Jnana Yoga（智瑜伽）、2. Bhakti Yoga（奉爱瑜伽）、3. Karma Yoga（业瑜伽）、4. Raja Yoga（王瑜伽）。

其中，第4种Raja Yoga正如其冠以Raja/“王”字一样，乃是综合涵盖了其他所有瑜伽技法的、如王者般地位崇高的瑜伽技法。而且现代的瑜伽疗法也是以Raja Yoga为基础，以实现促进健康的目的。尤其是在传统的Raja Yoga技法中，以下3种技法可以用作瑜伽疗法。

1.4.1 Asana（体式）等活动身体的瑜伽技法

这种活动身体的传统瑜伽被称为“Asana”，也译为“体位”。主要是为了锻炼强健的体格，以便纵横跋涉于生存环境极为恶劣的喜马拉雅山、西藏，承受超常的冥想修行。我的师傅不止几十个小时，甚至曾十几天不解座，不吃不喝地打坐，并一直保持三昧状态。为了锻炼出如此坚韧的身体素质和精神，有数百种Asana的技法体系。瑜伽行者通过这些Asana，锻炼出强健的身体，能够在喜马拉雅山中的荒路上徒步数千公里，徒手攀爬悬崖，横渡无桥之川，穿越冰川。Asana并非用于比较何种姿势比较好看。本书将会介绍加入了这种传统瑜伽的Asana精髓的Isometric Asana（等长体式）。我们作为瑜伽疗法指导师不仅可以提供瑜伽疗法，让学员/委托者们锻炼出强健的身体，甚至可以使老人摆脱需要他人照顾的窘境，让众多因压力过大而引起的病症的患者恢复健康。部分病例报告将在后文展开说明。现代运动生理学中的肌肉训练模式可以分为以下几大类。

1.Isometric（等长收缩）运动、2.Isotonic（等张收缩、向心收缩、短缩收缩/离心收缩、等动收缩）运动。肌肉训练主要就是以上两种，我的师傅和师兄们分别使用这两种肌肉训练方法进行修行。而在瑜伽疗法的指导上，他们保留了传统瑜伽的Asana的肌肉训练的全部精髓，灵活变换传统瑜伽的技法后再进行传授，以期不同年龄层和不同性别的人群能够在肌肉训练、心理训练、脑部训练、自主神经训练、免疫系统训练等旨在锻炼个人的心灵和身体的训练中收获良好的效果。每年都会有数百篇瑜伽相关的学术论文在PubMed网站等医疗系网站上发表其在医学、心理学上的成就。这些数据库网站还专门为一般社团法人日本瑜伽疗法学会认证瑜伽疗法指导师准备了日文版本，便于认证瑜伽理疗师们坚持不懈地深入学习瑜伽和医学、心理学方面的知识。

1.4.2 调息法相关的瑜伽技法

在传统瑜伽中，我的师傅在喜马拉雅山中亲授于我的调息法就远超 100 种。据说，我师傅的这 100 多种的调息法是他在刚满十岁不久时从在西喜马拉雅的克什米尔区域中名为索纳马格的山中修行的圣师 Paramananda Avadhuta 那里习得的。而圣师 Paramananda Avadhuta 则是在更早时候从居住在耸立于西藏西端的圣山冈仁波齐附近的圣地芝达布日（Tirtapuri）的圣师 Atmananda 那里习得的。如上所述，传自喜马拉雅山中的调息法，是从一般人无法轻易进入的异次元之地传承而来的。能否继承这个传统，获得学习的机会，完全取决于修行者是否具备足够的学习热情。因此，我每年都会带领瑜伽疗法指导师们前往尊贵的圣地即圣山冈仁波齐、圣地芝达布日（Tirtapuri），体验传统瑜伽的精髓。

将这种传统瑜伽的调息法传授给患有病症的顾客时，不能原封不动地照搬全抄。顾客并不像喜马拉雅行者们一般拥有坚韧的心身素质。若是原封不动地照搬传授，会即刻使其心身产生副作用，从而引发意外伤害和不良反应。在我迄今为止 40 多年的瑜伽修行期间，亲眼目睹过不少修行者因调息法的副作用而引起病症，致使身心失衡。这些瑜伽学员甚至不知道传统瑜伽和瑜伽疗法的区别，单纯地认为只要增加 Pranayama 的练习次数，心身状态就会变得更加健康，因此胡乱地练习 Pranayama，从而引发意外伤害和不良反应。本书中所提到的瑜伽疗法的调息法是经过改良的，可以避免此类意外伤害和不良反应。另外，还结合前面介绍过的 Anasa 和调息法，开发了“Breathing exercise（呼吸运动）”作为瑜伽疗法技法。尤其是“Isometric Breathing exercise（等长呼吸运动）”完全保留了喜马拉雅行者的心身强化法的精华部分，已作为一般社团法人日本瑜伽疗法学会（以下简称为“日本瑜伽疗法学会”）开发的特别技法，并获准商标注册。在学习这些瑜伽疗法技法时，请务必在一般社团法人日本瑜伽疗法学会认证的瑜伽疗法指导师的直接指导下练习。如果您想要成为专门教授这些瑜伽疗法的导师，请咨询日本瑜伽疗法学会。为了让协会认证的瑜伽疗法指导师在发生意外伤害和不良反应时得到保障，协会还与日本最大的保险公司签订了“瑜伽团体保险”。此外，每月发生的瑜伽疗法指导引起的部分问题也会在日本瑜伽疗法学会的主页上进行公布，欢迎查阅。瑜伽疗法是一种融入了传统瑜伽精髓并经过简化的技法。如前所述，其中部分内容会在网上进行公布，希望大家可以根据指示进行体验。同时，这些技法在传授给给学员 / 委托者时，要先评估其心身情况后再进行指导，敬请留意。

1.4.3 吠陀经相关的冥想技法

据说，古 Upanishad（奥义书）圣典的初步成立可以追溯到公元前 1000 多年，其中已具体记述了传统瑜伽的冥想技法的修炼方法。我们在喜马拉雅山中与师傅一起进行冥想修行的时候，也被要求修习这一由 4 个阶段组成的冥想修行法。从历史角度来看，古 Upanishad（奥义书）的成立要远远早于佛教始祖释迦佛陀的诞生，即使在现代社会，仍有瑜伽行者们在学习。而在古 Upanishad（奥义书）中属于最大部的名著 Brihad Aranyaka Upanishad（大森林派奥义书）第 4 篇第 5 章第 6 节中，对我们称之为“吠陀冥想”的这一古老的冥想技法进行了如下描述。

“于是 Yajnavalkya 大师如是说：‘并不是因为他是丈夫，所以认为丈夫可爱，而是因为真我（灵魂 Ātman）可爱，所以认为丈夫可爱。并不是因为她是妻子，所以认为妻子可爱，而是因为真我（灵魂 Ātman）可爱，所以认为妻子可爱。并不是因为万物存在而感到万物可爱，而是因为真我（灵魂 Ātman）存在，所以认为万物可爱。应当领悟，应当聆听（Shravana），应当思考（Manana）、深冥想（Nidhidhyasana）的正是 Maitreyi 和真我。只有认可真我，并将真我作为聆听（Shravana）、持续思考（Manana）的对象，

才会领悟 / 意识到一切。The self , my dear Maitreyi, should be realized -should be heard of, reflected on and meditated upon. When the self, my dear, is realized by being heard of, reflected on and meditated upon, all this is known.”

《Brihad Aranyaka Upanishad（大森林派奥义书）第 4 章第 5 章第 5 章第 6 节“Yajnavalkya 大师对话篇～ Yajnavalkya 大师夫妇的对话～”》

解说　这是 Yajnavalkya 大师对他妻子 Maitreyi 询问的“达到解脱之境的修行方法”的解答。这里揭示了由 4 个阶段组成的具体修行冥想的方法。即，首先应认真聆听并学习圣经和导师的教诲（*聆听 /Shravana*），然后独立并仔细思考这些教诲（*思考 /Manana*），并将这些思考渗透到日常生活中成为习惯，进入到深度冥想状态（*深冥想 /Nidhidhyasana*）后，我们才能够在三昧的意识状态下觉悟（*觉悟 /Dhyana*）。

对于这些冥想的基本技法，在《奥义书》写成后的公元 7 世纪，曾于 1377 ～ 1386 年在南印度的 Shringeri 僧院担任住持（Shankara）的 Swami Vidyaranya 大师所著的圣典 Panchadasi 的第 1 章中，有如下阐述。

53 节：*“想要找到圣言‘彼为汝 / 此为神’的真正含义，需要践行以下三种方法。意即，首先要尊重对其含义的传统解说，并在信赖的基础上进行调查，倾听教诲（聆听 / Sharavana）。进而，以这些解说和导师的说明为素材，在沉默中调动判断力进行分析（思考 /Manana）。*

54 节：*如果这些分析和思考可靠、可信，心灵便可专注于真我，从而能够进行不间断的冥想（深冥想 / /Nididhyasana）。*

55 节：*心灵到达了冥想的高级境界后，会像置身于无风环境中蜡烛的火焰一样稳定。冥想者的意识，会进入到所有冥想对象的唯一绝对存在即真我当中。这种奇特的意识状态被称为三昧（Samadhi）。（Panchadasi 第 1 章第 53 ～ 55 节）*

不幸的是，由于这些传统瑜伽的冥想方法并没有传播到日本，因此即使存在各种各样的所谓冥想，但事实上却无法教授正确的使用方法。尤其是对于作为弱势群体的烦恼丛生的学员 / 委托者来说，通过学习可作为瑜伽疗法进行指导的吠陀冥想法，能够极为有效地帮助他们纠正之前对冥想法的错误认知。在本书上下卷中，对这几种技巧的基本知识进行了部分介绍。读者若要更加深入而全面地学习，请参加日本瑜伽疗法学会认证瑜伽疗法指导师培训课程。

综上，瑜伽疗法指导师必须结合瑜伽 Asana、Pranayama、冥想这 3 种技法，努力帮助学员 / 委托者的心身状态恢复到正常状态。瑜伽导师在医院 / 福利院教授零星掌握的瑜伽技法，并不是真正的瑜伽疗法。自古以来，传统瑜伽就闪耀着一种智慧，就是在判断学员 / 委托者的心身状态后，再传授适合其心身状态的各种技法。本书专门对这部分内容进行了介绍。

第 2 章 人体构造论和功能论

本章将简单阐述在指导上一章介绍的瑜伽疗法 Instruction（YTI）技法时最受重视的人体构造论和功能论。

本章将介绍的是与西医中的人体构造论“解剖学”和功能论“生理学”相对应的传统瑜伽的人体构造论和功能论。

当人体因身体构造出现问题引发功能障碍时，西医医务工作者能够根据他们所掌握的用于了解正常身体构造的解剖学和生理学的知识，并结合解剖学和生理学中的人体标准形态，对疾病状态进行诊断。而且已经形成了使身体恢复健康状态的治疗法。在印度的传统瑜伽中，自古以来就有下述关于构造论和功能论的论述。传统瑜伽认为，人体的构造和功能遭到破坏才导致疾病，而使被破坏的身体构造恢复到原来的健康状态的正是阿育吠陀的三种治疗法。其中一种便是基于医食同源的合理疗法（身体层面），上一章已经介绍过，瑜伽所能提供的疗法可以说是心理性的健康促进法。中医医学则是基于阴阳五行说提出人体构造论和人体功能论，并确立了识别正常的人体构造和处于病状的功能状态，使人体恢复原状的技法。如果把瑜伽视作一种疗愈或治疗方法，那么印度在公元前就已经开始传承人体构造论和功能论，并且至今仍为人们所沿用。本章将根据圣典简单地介绍其评估和指导理论。

2.1 Tittiliya Upanishad(泰帝利耶奥义书)的人体五藏说

“人体五藏说”的概念是印度自古以来就在传承的人体构造论和功能

论。这一学说尤其是指可追溯到公元前 1000 年的古 Upanishad 圣典群中的《Tittiliya Upanishad(泰帝利耶奥义书)》圣典所记述的人体构造论和功能论。下面我们通过该圣典第 3 章 Bhrgu Bali 的语言了解其内容。

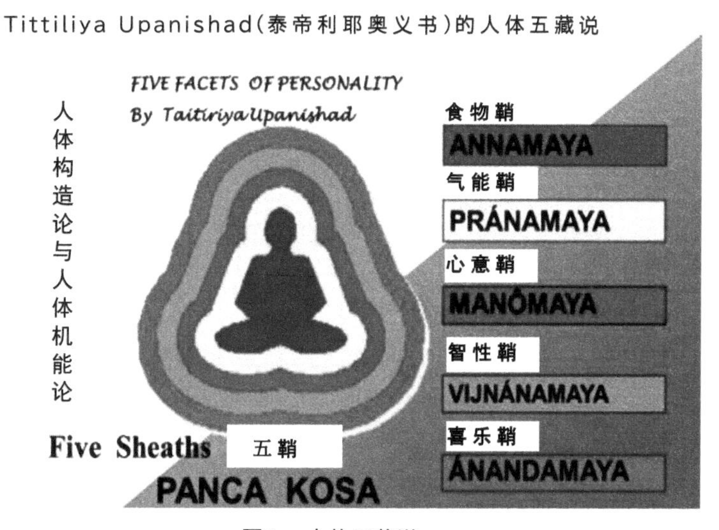

图1 人体五藏说

第 1 节：伐楼拿（Varuna）的儿子婆利古（Bhrgu）走近父亲伐楼拿，说："父亲大人，请告诉我什么是绝对者 Brahman（梵）"。伐楼拿回答道："食物、气能、视觉、听觉、心意、语言"。并且伐楼拿还说道："一切众生产生于它，依靠它生存，死后会融入它之中，你要领悟这点。它就是绝对者梵"。

婆利古听后便开始（沉思）苦行（tapas）。（沉思）苦行（tapas）结束之后，（省略）

解说　传统瑜伽认为，人类理想的生活方式不是依赖尘世中变化不息的事物，而是立足于不动、不变之物。即使是罹患心身疾病、生活习惯病等令我们苦恼的疾病，也可以说是由于我们被无常尘世的事物所牵绊的生活态度导致我们罹患各种因压力而引发的疾病。具体而言，包括"人际关系、金钱、自尊心”等。因此，通过理解人体五藏说所阐述的人的理想生存方式，便可以找到在漫长的尘世中掌控自己人生道路的答案。答案之一就是选择将自我与不生、不灭、不变、不动的绝对者梵合一的生活方式。

第 2 节：*婆利古领悟到，“绝对者梵就是食物（Anna）。因为众生产生于食物，依靠食物生存，死后会融于食物。”*

领悟到这点之后，婆利古又来到父亲伐楼拿面前，说道“父亲大人，请您告诉我绝对者梵”。父亲伐楼拿回答道：“你要通过（沉思）苦行认识绝对者梵。绝对者梵就是（沉思）苦行”。婆利古便开始（沉思）苦行。（沉思）苦行结束之后，（省略）

解说 此节以后，父亲伐楼拿和儿子婆利古之间围绕人体五藏（鞘）展开了对话。我在喜马拉雅山跟随导师 Swami Yogeshwarananda 上师习练王瑜伽的时候，每天的修行也是为了相对领悟 / 识（vijñāna）印度瑜伽 5000 年的智慧被称为“Atma vijñāna（真我的科学）”的真我 / 灵魂(Ātman)。那时修行的理论背景就是人体五藏说。也就是说，那段修行是为了深刻地领悟始于本节所述食物 / 身体的 Kosha/ 鞘 /cover（覆盖物）的人的覆盖物并非真正的自我。当时已 90 岁高龄的上师在长达 80 年的时间中都在进行这种修行，而且明确地告诉我们“Atma vijñāna（真我的科学）”的真智是圣师 Atmananda 大师所传授的师徒相承的智慧，据说他曾居住在西藏高原的圣地芝达布日（Tirtapuri），享年达 300 多岁。本节的问答正是以文字的形式再现了我们在喜马拉雅山中每天潜心钻研的吠陀冥想。

父亲伐楼拿和儿子婆利古经过问答得出了食物鞘、气能鞘、心意鞘、智性鞘、喜乐鞘和人体五藏并非真正的自己的结论，并认识到位于人最深处的真我 / 灵魂（Ātman）。因篇幅有限，本书不对其全文进行介绍，仅介绍有关最后一个鞘“喜乐鞘”的内容。

第 6 节：*婆利古领悟到，“绝对者梵是喜乐（Ānanda）。因为众生产生于喜乐，依靠喜乐而生存，死后会融于喜乐”。*

（省略）这是伐楼拿和儿子婆利古的智慧，它被定位为天界最高的智慧。能够领悟到这一智慧的人也被视作最高圣者。他会拥有食物，并成为食用食物者。他有很多的子孙和家畜，被赋予神圣的智慧之光，并因享有盛誉而变得伟大。

解说　伐楼拿父子的问答以喜乐鞘结束，但并没有说喜乐鞘与真正的自我是相同的。因为喜乐鞘是第 5 个覆盖于人体的鞘，在其深处还有产生各个鞘的源动力，即真我（灵魂 Ātman）。而且在属于喜乐鞘的内在心理认知我执（Ahamkara）和心素（Citta）中，作为记忆的仓库发挥作用的是心素（Citta），这点是自古以来就为瑜伽行者们所认同的。公元前 300 年左右由圣师 Patanjali（帕坦伽利）总结而成的瑜伽最基本的经典著作《Yoga Sutra（瑜伽经）》中也写到，*“所谓的记忆是指将曾经经历过的对象存储于心素（Citta）之内”（帕坦伽利著《瑜伽经》第 1 章第 11 节）*。帕坦伽利大师还在圣典《瑜伽经》的开头写到，*“瑜伽就是要让心素（Citta）的作用止息（《瑜伽经》第 1 章第 2 节）*。心素（Citta）是包括已忘却的记忆在内的所有记忆的仓库，据圣师帕坦伽利大师所言，瑜伽是要让这些记忆的作用全部停止并消亡。

正如世人所熟知的，包括将自我的存在与这些记忆叠加在一起形成的“错误的认知”，即精神创伤、创伤后应激障碍（PTSD 疾病）在内，过去的记忆给我们带来了很大的苦恼。瑜伽的终极目标就是将自我的存在从记忆的仓库第 5 个鞘中剥离出来，最终发现真正的自我、真我（灵魂 Ātman）。我们必须牢记，西医中的健康恢复只关注本节所述的位于最外层的“食物鞘”。但光靠这点是不够的，西医又是提倡“心身相关”的医学，所以西医也有通过治疗心理而治愈内科疾病的心疗内科专业医生。我们瑜伽疗法指导师也和这些专业医生一道在促进患者心身健康的一线工作。这是因为我们的瑜伽疗法是一种使人自由自在地掌控自己的心灵和身体的技法（Somatopsychic Technique /Mind-body medical technique），而且这些技法是众多修行者们历经数千年通过自己的心身体验实际验证过的技法，因此其可靠性是毋庸置疑的。

如下图所示，人之存在可以分为食物鞘、气能鞘、心意鞘、智性鞘、喜乐鞘等五种鞘 / cover，找到鞘的功能不全的部位并使其恢复原有功能这一活动的基础概念便是“人体五藏说”。

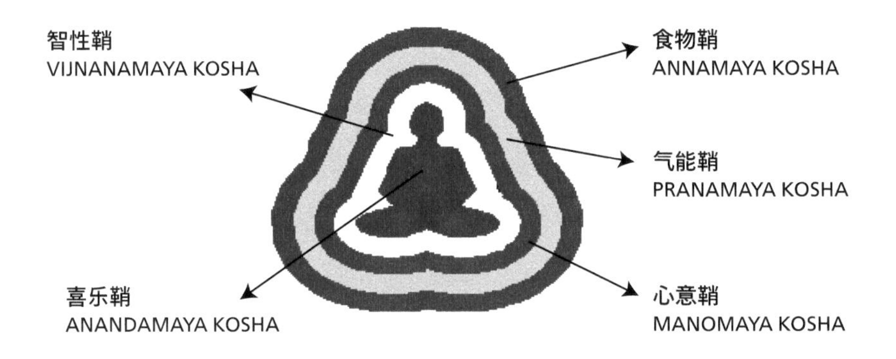

图1　人体五藏说

2.2 Kata Upanishad(羯陀奥义书)的人体马车说

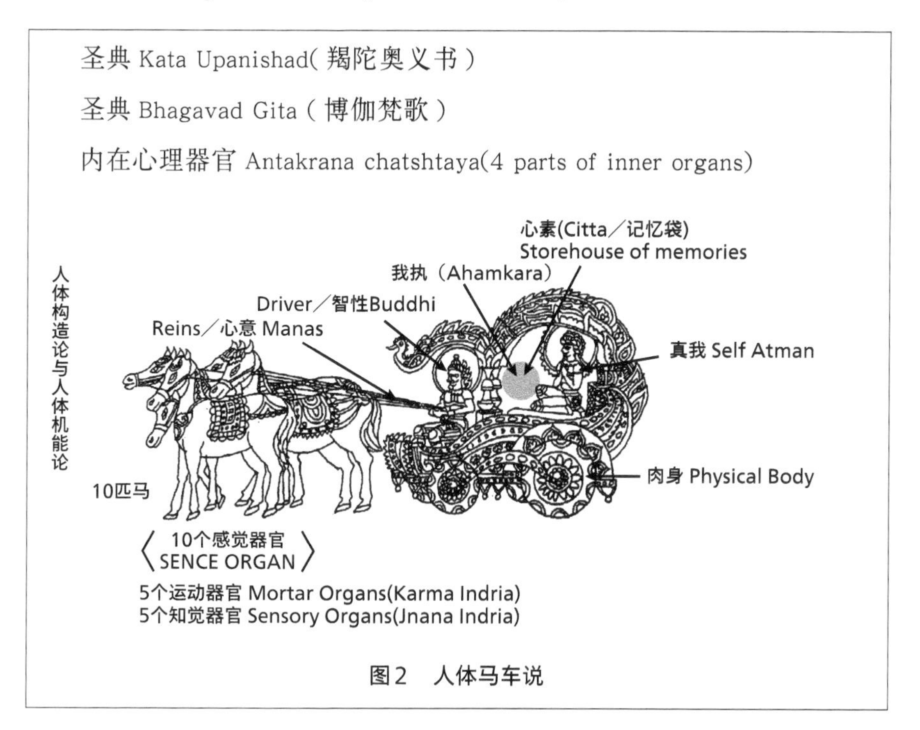

图2　人体马车说

《Kata Upanishad(羯陀奥义书)》圣典是从公元前1000年左右传承至今的瑜伽圣典古Upanishad(奥义书)中的一本圣典，书中也记述了与“人体五藏说”相同的人体构造论和功能论。这一理论得以提出的原因只有一个，那就是瑜伽行者们在探索如何才能顺利地、在不出任何故障的情况下掌控我们这些始终不停歇地活动的人之存在。不仅是汽车、飞机，任何机械都只有在了解其基本结构和功能的前提下，才能顺利操作。从历经数千年传承至今的“人体五藏说”和本节的“人体马车说”来看，这些人体构造论和和人体功能论的实用性是无可置疑的，这也是它们能够传承至今的原因所在。《Kata Upanishad(羯陀奥义书)》提出了另一种构造论和功能论，即“人体马车说”，它把人体比作10匹马拉的马车。下面让我们通过Kata Upanishad(羯陀奥义书)第3章了解一下这一理论。

第 1 节：*这个世界上存在最高我（Paramātman）和小我（Jivātman），它们位于终极存在所在的心脏内的空间，并享受其善行结果，拥有神智者将这两者称为阴和阳。或者也可称之为在家进行五种护摩祭祀者和每日进行三次纳基凯达（Naciketas）护摩祭祀者。*

解说 纳基凯达（Naciketas）王子因触怒了父亲婆遮湿罗婆（Vajashravas）王，而被布施给冥界死神阎魔（Yama）。纳基凯达（Naciketas）王子在阎魔（Yama）家中等了三日三晚，死神见到他后说，我可以满足你三大愿望。纳基凯达（Naciketas）王子回答道，他的第一个愿望是和父王和解，第二个愿望是通过护摩祭祀进入天国世界。这两个愿望死神阎魔（Yama）都帮他实现了。

第 2 节：*我们可以执行由所有献祭组成的（渡过苦难）桥，即纳基凯达（Naciketas）护摩祭祀。而且我们也可以领悟到绝对者梵，它是至高的不灭者，它是无忧无惧的梵天，也是欲渡轮回转生之海者的避难所。*

解说 但是对于纳基凯达（Naciketas）王子提出的第三个愿望，“我想获得去往超越天国与地狱的绝对世界的智慧”，死神阎魔（Yama）却说唯独这个愿望无法满足。这个智慧正是历代瑜伽上师们传承的领悟绝对者梵的智慧，领悟到这个智慧的人将从阎魔（Yama）的魔爪中脱身，并摆脱死神的控制，所以阎魔（Yama）才不愿教授这个智慧。

第 3 节：*要知道真我（灵魂 Ātman）是车主，身体（śarīra）是马车，智性（Buddhi）是车夫，心意（Manas）是缰绳。*

解说 阎魔（Yama）提出以金银财宝、长寿、子孙繁荣代替绝对真智，劝诱纳基凯达（Naciketas）王子享受尘世之乐。但纳基凯达（Naciketas）王子拒绝接受一切“有限之物”，始终坚持选择绝对智慧。阎魔（Yama）接受这第 3 个愿望后向王子教授的内容正是 Kata Upanishad（羯陀奥义书）第 3 章，要获得绝对真智，需要理解本节所述人体构造论和功能论

“人体马车说”，并在此基础上很好地驾驭自己。

第 4 节：***智者说，各个感官是马匹，感官的对象是道路，真我与感官和心意合为一体者是享受者 (Bhokta)。***

解说　死神阎魔在本节向不为诱惑所动的纳基凯达（Naciketas）王子详细地说明了进一步获得真理的背景理论，也就是由 10 匹马拉的“人体马车说”这一人体构造论和功能论。人们会因为追求本节所述“感官的对象”而成为“享受者”，进而被各种生活习惯病、心身疾病、精神疾病折磨。这点我想无需再赘言。

第 5 节：***若人的心意轻浮，无法做出正确判断，则其感官将像不受车夫所控的烈马一般难以控制。***

解说　本节从“瑜伽人体功能论”的角度举例说明了如何 Assessment / 评估生活于压力社会、一味追求感官满足的人们的性格特征。也就是说，如果人的身心功能无法很好地控制犹如 10 匹马的感官，那么其人生就像骑乘烈马一样危险。

第 6 节：***但是，若人的心意始终沉稳，能够做出正确判断，则其感官就像车夫易于驾驭的驯马。***

解说　如果我们的内在心理器官之一，也就是人体马车说中被比作车夫的智性（Buddhi）充满智慧，拥有能够很好地洞察事物真相，并在做出预判的基础上做出决定的“人体功能”，那么即使是容易对外界的事物“过度适应”的 10 匹马 / 感官，也能够像驯马一般得到很好的控制。另外，本节还阐述了“瑜伽功能论”，包括日常的生活习惯在内，即使生活处于高压的状态下，也可以摆脱对有害健康的嗜好品的过度依赖。

第 7 节：***若人没有准确的判断力，心意也不为自己所控，始终处于不净的状态，则绝不可能抵达至高境界，必会陷入轮回转生（Saṃsāra）。***

解说　且不说人死后是否会轮回转生，如果在无法很好地驾驭犹如烈马（悍马）的 10 种感官的情况下生活数十年，其紊乱的心理作用必会侵害中枢神经系统、内分泌系统、免疫系统的功能，甚至会侵害各种身体脏器。因此，如果达不到本节所述“至高的精神状态”，那么就只能度过被各种疾病所困扰的人生。也可以说今生就得在“人间地狱”中度过了。即使不说转生，很多心身疾病患者或者生活习惯病患者今生只能像在地狱中一样生活，本节通过这些患者的事例阐述了瑜伽圣典的教诲。

第 8 节：***但是，若人拥有准确的判断力，一直保持洁净并能控制心意，则能抵达至高境界，不再陷入再生的循环之中。***

解说　瑜伽疗法关注学员、顾客的身心紊乱，尤其是“心理功能”紊乱问题，也就是关注阿育吠陀中心理上的（Manasic）Dosha / 病素动性（Rajas）和暗性（Tamas）占主导地位的状态。但是，通过训练车夫，即“智性（Buddhi）”，便可消除控制缰绳（心意）时的问题，从而始终保持本节所述至高境界 / 三昧境界，进而能够预防导致心身紊乱的病因发作。瑜伽疗法正是以这种“心身功能论”为依据，致力于实现健康的疗法，而为达到这个目标所进行的“智性 / 人体马车说中的车夫（Buddhi）”训练，即智性教育，在瑜伽疗法中是通过身体（Asana）、呼吸（Pranayama）、心（冥想 / Dhyana）这三个层面的指导实现的，也就是我们所说的瑜伽疗法 Instruction（YTI），以及瑜伽疗法 Darshana（YTD）。关于 YTD 的介绍请阅读本书下册。

2.3 阿育吠陀（Charaka Samhita/ 遮罗迦本集）的人体构造论和人体功能论

内科医师遮罗迦（Charaka）于公历元年左右编著的内科医学书《遮罗迦本集）》中也记载了与传统瑜伽相似的人体存在论和功能论。而且还根据人体构造及功能论记述了治疗疾病的各种技法。如前文所述，西医的理论背景为分别与人体构造论和功能论相对应的仅关注人的“食物鞘”的解剖学和生理学。西医确立并不断完善以正常的构造和功能为标准，发现恶化的构造和功能的疾病诊断方法，以及使这些构造和功能恢复正常的治疗理论、各种实际的医学技法。阿育吠陀基于以下理论背景理解人的构造和功能，确立了发现与理想状态不同的疾病状态的各种技法，以及使人体恢复理想状态的各种技法，也即治疗方法。下面通过《遮罗迦本集》第 4 篇第 1 章简单介绍一下阿育吠陀的人体构造论和人体功能论。

第 3-15 节：贤者，请问真我根据其构成要素应该如何分类？真我是如何成为（身体之）原因的？真我产生之源是什么？真我是处于博识的状态，还是无知的状态。是永恒的存在，还是有限的存在？何为原质（Prakrti）？由原质产生之物是什么？真我有何特征？

领悟到真我的贤者们说道，真我不变化，不依赖其他事物，它是万能的，在任何地方都是不变的，它又遍在于任何地方，它是身体的观察者。主，请问在无行为之处如何产生行为？如果真我无依赖之物，那真我也是可以不存在的，真我为什么又要存在呢？

如果真我是万能的存在，它是否变为了受苦恼所困的存在？如果真我在任何地方都是不变的，那真我是如何做到任何感觉都感觉不到的？如果真我存在于任何地方，它为什么看不到被山丘、墙壁遮盖之物（某个物体）？

另外，还有一个疑问，身体和观察身体者先有的哪个？之所以有这个疑问是因为如果观察身体者没有先于身体存在，它就无法讲述身体的存在，假如身体先存在的话，那么观察身体者就是有限之物。如果没有其他行为者，真我究竟观察谁？在缺乏异常性的情况下，各种苦恼的思绪又是如何存在的？

主，请问在过去、现在、未来三个时间中，医者所治愈的是患者

哪个时刻的痛苦？之所以有这个疑问是因为未来的痛苦还未产生，过去的痛苦已成为过去，现在的痛苦还在变化中。产生痛苦的感觉的原因是什么，其本质又是什么？这一切的痛苦的感觉将会在哪里终结？

全知的、从万物中解放、从连接中解放的、唯一的、寂静的或被造物真我有什么特征？听了阿格尼维夏（Agnivesa）的问题之后，顿悟真我寂静的贤者阿提耶（Punarvasu Atreya）恰当地回答了以上所有问题。

解说　阿育吠陀是以神话传说的形式不断传承的。优秀的贤者巴拉瓦伽（Baradwaja/ Bharadvaja）进入天界，向印度天神因陀罗请教阿育吠陀这门医学，又将这门医学传授给其弟子阿提耶（Atreya），阿提耶又将这门医学传授给其弟子阿格尼维夏（Agnivesa），阿格尼维夏又将这门医学传授给了其弟子遮罗迦（Charaka）。这个传说的真实性姑且不谈，从其内容来看，阿育吠陀认为只有让人类生命的本源，即真我（灵魂 Ātman）与自我存在合为一体才能实现真正的健康。

无论是在梵文中还是在印度语中，表示健康的词都是“Sva-stha（我的存在）”。从语言学的角度来看，Sva-stha 这个词传入西方后，在波斯 语中读作“ha（sva）sta”，经过进一步在西方传播，在欧洲英语中演变为“健康（Health）”。由于真我未能和自我存在合为一体，而是将不断变化的社会地位、财产、身体、各种心理作用与自我混淆在了一起，所以人才会产生各种苦恼。本节要说的内容就是，内科医师遮罗迦认为阿育吠陀的医师是为了疗愈人的错误认知方法而存在的。阿育吠陀并不仅仅是使用药油进行按摩或服用药草，而是以使人找到永恒不变的存在，即“真我”，最终解放精神为目的的一门医学。“真我”是一个非常抽象的概念，与以解决物质层面的问题为主的现代医学是不相符的，但是如果换个说法“真我 = 生命本身”，那么不管是从医学来看还是从心理学来看，生命本身都是重要的概念，而且也没有关注失去生命之后化为残骸的死尸的医学和心理学。从“真我”的概念问题来讲解关注“真我”问题的“Āyur/ 生命的 veda/ 科学”这个术语也并不奇怪。这个真我观察一切，没有“运动”等活动的存在是不是真我？真我之源是什么？真我与物质之根本，即原质（Prakrti）的关系是什么？对于备受疾病所困扰的病人，治疗他们过去、现在、未来哪个时刻的疾病才算是医学？治疗以真我为根源的人的哪个部分才算是医学？本节提出了一些本质性的问题。在西医的治疗中，有时患者会抱怨“医生只看数值，不看我这个病人”，也是因为一些医师没有思考要透过身体来诊断患者的生命现象。阿育吠陀是诊断患者所有生命现象的医学，而瑜伽是其促进健康的最重要的一种技法。

第 17 节: ***再从构成要素的分类来说，真我拥有 24 种构成要素，即心意和 10 种感官、5 种知觉对象物、8 种实体（未展开者（Avyakta）、宇宙意识（Mahat）、我慢（Ahamkara）以及 5 种精微元素）构成的原质（Prakrti）。***

解说　阿育吠陀还解释了人体构造论，它列举了由 5 种元素构成的 24 种要素，以说明这 24 种要素像要包裹生命原理之真我一样，构成了人的存在。当然，这种构造论看起来有别于解剖学这种现代科学的人体构造论。但是，据说印度的阿育吠陀传播至东方之后形成的中医医学的“阴阳五行说”也是如此，因此我们需要考虑到阿育吠陀医学根据这种背景理论治愈疾病历史的深厚。

第 18-19 节: ***即使心意和真我、知觉器官及其对象物都有接触，但它是与创造相关的实体，不管是否遵从，它都是与信息相关的实体。精微性和一体性被认为是心意的属性。***

解说　阿育吠陀认为，自外界收集信息是由“心意 /Manas”这一内在心理器官（心意为人体马车说中的缰绳）来负责的。不管是阿育吠陀，还是传统瑜伽，都认为导致人体功能紊乱的是通过“心意 / Manas / 缰绳”所系 10 匹之马，即（眼、耳、舌等的）各个感官从外界传达给“智性 / Buddhi“的信息，这些信息促使智性的认知、判断出现偏差，进而使人体心身整体功能紊乱。因此，需要修正的就是处理外界各种信息的“智性 / Buddhi”的认知功能。阿育吠陀和传统瑜伽所提倡的人体功能论主要是诊断和纠正上述智性功能，关于其智性教育的概论请参考“瑜伽疗法 Darshana（YTD）”书中的内容。

第 22-23 节：***感官的对象物与心意一道为各个知觉器官所接收。之后，心意会分析其是否有益，然后再传达给智性，智性则根据这一信息决定是否发言，或者是否根据所有信息采取某种行动。***

解说 瑜伽哲学和阿育吠陀的细微不同之处在于 “心意”和“智性”的功能分工。传统瑜伽认为，“心意”只进行信息的交接，“智性”进行信息的认知、预测、判断决定、发出行动指令等所有动作。不管心意和智性如何分工，阿育吠陀医学认为这些内在心理器官的作用，是因为这些内在心理器官的功能障碍是各种疾病的病因所在。毋庸赘言，这和现代医学中设想的应激性心身疾病和精神疾病的病因是相通的。

第 37-38 节：***在世间，人们依附于行为及其结果、智慧与无知、快乐与痛苦、生死与拥有。洞悉这一真相者能够顿悟创造与破坏，理解（被传承的）传统、治疗法以及本该知晓之事。***

解说 能够客观看待自己的心理状态的人和被自己的心理作用牵制而迷失自我的人，从日常生活到整个人生都将呈现不同的面貌。内科医师遮罗迦提出的三种疗法中有两种是有关人的心理的疗法，即信仰疗法和心理疗法。这两种疗法在传统瑜伽的各种技法中得到了充分应用，在现代，瑜伽疗法指导师则利用这些技法努力让学员、委托者的心理病素恢复健康。其中最主要的指导方法之一就是，指导学员、委托者让他们从快乐与痛苦、生与死这种二元对立的思维模式中解脱出来。

第 53 节：*最终因我是永恒的存在，所以没有所谓的原因，但是个我是（几个实体的）集合体，因此要与无知、厌恶为伴。*

解说　我们人类既有各种身体的脏器，又有四种（心意、智性、我执、心素）内在心理器官，是无知的集合体，而终极医学是让被这些所纠缠的个我（Jiva）从无知中得到解放。为了实现阿育吠陀所追求的身心健康，不仅疗愈身体疾病，而且引导人的整个心理达到充满智慧的健康状态的传统瑜伽的重要性自然不言而喻。

第 75-76 节：*心意并没有意识，但是在（没有任何念头的）真我点亮意识之火期间，心意会变得活跃。无处不在的存在与心意结合会变得活跃。真我被认为是"行为者"，但心意缺乏意识作用，是真我发挥意识作用，因此即使有行为，真我也并非实施行为的存在。*

解说　从本节开始，内科医师遮罗迦开始阐述"真我"。在传统瑜伽中，修行的最终目的是达到领悟真我的境界，由此推论：只有习练瑜伽的各种技法，才能实现阿育吠陀所追求的终极健康状态。正如内科医师遮罗迦所言，我们需要充分利用并非生命原理本身的心意、智性等内在心理器官，加深对真我的领悟以及瑜伽的习练体验。内科医师遮罗迦认为，真我本身仅仅提供作为生命原理的生命能量，这就像太阳虽然仅是将光与热洒在大地上，但大地上存在很多在太阳光的照射下周而复始的多姿多彩的生命现象。就像作为光源的太阳完全没有参与这些生命现象一样，真我也仅是将其生命力注入身心（人体五藏 / 人体马车），并没有参与我们的心身所产生的任何生理、心理活动。由此可见，内科医师遮罗迦作为瑜伽行者的禀赋之高。甚至有一种说法认为，内科医师遮罗迦和圣师帕坦伽利是同一个人。

第 77 节：*只有真我才可引导众生，其他无一物可成为真我之主。*

解说　在阿育吠陀和传统瑜伽的思想中，创造大宇宙的意识原理才是

“真我”或“神我”，其他还有“真人 /Puruṣa”的说法，有时还被称作宇宙的动力因。传统瑜伽认为人活着的目的就在于探寻这些纯粹的生命原理，阿育吠陀也认为医师的职责就是引导委托者达到领悟“纯粹的生命原理”的境界。正因为如此，除了仅治疗身体疾病的合理疗法之外，内科医师遮罗迦还提出了另外两种疗法，即信仰疗法和心理疗法。

第 78 节：*真我虽不是必须做出某种行为的存在，但却可以享受行为结果。意识越集中于真我，越能从万物中得到解放。*

解说　真我自身不会做出某种行为，如果是会做出某种行为的存在，那么它将会具有变化属性，也就无法再称为永恒不变的存在。但它是驱动被造物的原因所在，因此它也是承担被造物变化带来的结果的存在。让意识趋向真我的技法被称为瑜伽，而与真我合为一体的意识状态就被称为瑜伽三昧。这种三昧的意识状态是指从变化不息的尘世中得到解放、解脱的意识状态。瑜伽疗法指导所追求的也是引导学员、委托者达到这样一种境界。瑜伽疗法并不是单纯地教授身体层面的骨盆调节、疼痛控制、肌肉训练的技术。

上文简单地介绍了与传统瑜伽拥有相同思想的阿育吠陀的人体构造论和功能论。

最后介绍一下内科医师遮罗迦认为医生应做到的事，希望和大家一起思考医师必须要做的事情。因为瑜伽疗法指导师对待学员、委托者时也必须做到相同的事情。

2.4 内科医师 Charaka（遮罗迦）认为医师应做到的事

结合上文所述人体构造，内科医师遮罗迦提出了作为医师应该做到的事情。在本书中，希望读者把医师解读成瑜伽疗法指导师来理解《遮罗迦本集》第 3 篇第 8 章的各节内容。

第 3 节：*立志成为医师者首先应该反思自己的想法，并认真调查有关治疗功效的文献，以及何时在何处会产生后遗症等治疗结果。社会上有大量的医学文献，我们需要从中找出下述重要资料：著名且优秀的人们所使用的处方、富于创意的文献、该领域权威人士认可的文献、被分为（甲乙丙）三类的所有弟子们都认为优异且有益的文献、多加以采用也没有问题的文献、圣贤们久经讨论得出结论并已投入实际应用的文献、基础扎实的文献、多角度论述且不晦涩无欠缺之处的文献、遵循传统智慧的文献、直达本质的文献、首尾一致的文献、易懂且将病例区别分析的文献、明确列举病例的文献、就像太阳照耀（无知的）灰暗处一样能够明示整体面貌的医学文献。*

解说　阅读本节内容可以发现，内科医师遮罗迦所记述的这些内容基本是现代西医的医师们应该做到的。从本节内容可以看出，在瑜伽疗法中也需要明确论述准确的指导理论背景和健康恢复机理的病例报告。结合以瑜伽疗法的人体结构和功能论“人体五藏说 / 人体马车说”为基础的理想的人体状态，对委托者的智性 / 喜乐鞘的功能不全进行 Assessment，在此基础上恢复正常的智性 / 喜乐鞘。为了证实这种以人体功能论为基础的指导理论及其有效性，我们需要大量的症状变化报告。而一般社团法人日本瑜伽疗法学会利用每年在日本各地召开的研究总会积累宝贵的信息，并且出版了病例报告。

第 4 节：*正因如此，想成为医师者必须研究何为师。师傅应该对患者了然于心，也能够判断出实际的应对方法，治疗技术高超，友好、心境洁净、临床经验丰富、医疗器械齐全、拥有有关健康状态的全部智慧、人体构造的知识渊博。而且精于行动，知识完备，不自负、不嫉妒、不愤怒、不犹豫，对于弟子而言就像父亲，具备成为优秀老师的素质，也能让*

弟子理解其教授的内容。这就像雨季下雨会带来丰收一样，拥有这些素质的老师能够在短时间之内教会弟子掌握作为医师应具备的素质。

解说　在阿育吠陀中，优秀的医师对人的理想构造和理想功能有正确的认识，而且拥有根据该理想构造和功能，诊断发生心身障碍的部位的公正智力，也能够透彻地掌握让人恢复理想构造和功能的技术，并将其教授给弟子。在瑜伽疗法方面，为了深入理解在阿育吠陀中属于心理方面的心意、智性、喜乐鞘层面的理想心理功能，瑜伽疗法指导师首先必须很好地理解众多传统瑜伽相关的圣典中记述的心理（Manasic）Dosha中除动性（Rajas）和暗性（Tamas）以外的善性占主导的心理状态。在此基础上，Assessment（评估）动性和暗性的心理状态是如何在委托者的身体中发挥作用的，同时还需要掌握好将这些心理病素恢复原状的各种瑜伽疗法技法。内科医师遮罗迦认为，只有经过拥有这些素质的优秀导师的教导，弟子才能够成为灵活运用瑜伽疗法的医师。

第86-93节：*理性的学者们认为，如果医师治疗患者（过去、现在、未来）三个时刻的所有造成痛苦的各项条件，（你们也）会同意。"又头痛了""又发烧了""又咳嗽得很厉害"，人们经常说的这些话意味着过去（的身体不适）再次发生。医师在做出"过去的功能不全再次发生的条件又具备了"的诊断的同时，进行防止再复发的治疗，但这是在减轻过去的苦恼。如果提前筑好堤坝，就不会遭受损害谷物的洪水的侵袭。身体也相同，要采取预防措施。通过诊察发现未来有再次复发的征兆后采取的治疗（为了防止发病）实际上也减轻了未来的苦恼。如果遵循健康的特征，那么就可以终止伴随痛苦的连锁反应，迎来幸福（健康）。"各方面协调均衡的Dhātu/组织不会失去平衡，反之亦然。组织的均衡因原因而产生"。根据以上理论，医师治疗三个时刻的疾病。*

解说　在现代社会，西医治疗疾病时比较棘手的心身疾病、生活习惯病，其病因大多与委托者过去的生活信条或习惯有关。众所周知，长年食用对身体有害的各种食品或嗜好品，不顾生活是否健康的习惯会使身体/食物鞘罹患各种疾病。必须有人修正这些导致身体罹患疾病的元凶，即生活信条和习惯。我们认为，在现代社会可以发挥这一作用的职业之一就是瑜伽疗法指导师。也希望本书的各位读者能够每日习练下一节将介绍的各种瑜伽疗法疗技法。如果一开始一个人习练时发现有困难，请向一般社团法人日本瑜伽疗法学会事务局咨询。经学会认证的分布于日本全国各都道府县的瑜伽疗法指导师们组成特定非营利活动法人瑜伽疗法指导师协会开展各种瑜伽疗法活动。我们可以从中选择适合您的由学会认证的瑜伽疗法指导师的瑜伽教室。

最后以内科医师遮罗迦的《遮罗迦本集》第5篇第1章的内容结束本项内容。

*第5节：**人一般会受出生（基因）、家人、土地、时间、年龄、个性等各种因素的影响。因此必须结合这些因素，掌握患者的实际情况。***

解说 从瑜伽疗法负责疗愈阿育吠陀心理层面的问题的角度来看本节内容，可以发现瑜伽理疗师不仅要了解委托者的基因、家族病史，还必须结合委托者的生育、生活历史，诊断并预防、疗愈委托者过去、现在、未来的疾病。为此，必须具备可诊断出心理Dosha（病素）中的哪种动性（Rajas）和暗性(Tamas)导致了委托者心身功能出现障碍的智慧。要具备这种智慧，就需要深入了解学员、委托者所居住的各个地区的生活习惯，进而很好地理解该地区人们应有的理想心理状态，在此基础上，还需要熟练掌握Assessment（评估）的技法。本书介绍了传统瑜伽及基于内科医师遮罗迦所记述理论的瑜伽疗法Assessment（YTA）和瑜伽疗法Instruction（YTI）技法，如有需求请和您所在地区的学会认证瑜伽疗法指导师联系。相信他们会成为能够真正理解您的瑜伽疗法指导师。

综上所述，不管是疾病的评估、Assessment，还是使身体恢复健康状态的治疗法 / 指导法的好坏，均取决于医师、瑜伽疗法指导师心中智慧的深浅，这点也适用于现代西医的医师。接受瑜伽疗法指导时，学员、委托者需要自己习练瑜伽疗法指导者教授的瑜伽疗法技法。瑜伽疗法指导师仅发挥咨询师的作用，教授瑜伽疗法的习练方法。也正因为如此，在进行瑜伽疗法指导时，我们所说的并不是治疗法，而是瑜伽疗法 Instruction（YTI）。学员、委托者自己造成的疾病需要自己疗愈。而帮助他们实现疗愈的就是瑜伽疗法指导师。

第Ⅱ部分

实践技术篇（评估方法）
瑜伽疗法 Assessment（YTA）

第1章 瑜伽疗法中的评估与指导原理

因身心健康存在问题而阅读本书的读者可以跳过本章，但是承担瑜伽指导之责的指导者请务必认真阅读。这样，您才能充分理解，教授普通人瑜伽时，不得在未对学员/委托者的心身状态进行诊断的情况下开始授课。但瑜伽教室并不是医疗机构。即使如此，患有心身疾病的人们还是会蜂拥而至，这是当今世界瑜伽市场的现状。基于这一事实，从与新学员/委托者初次面谈开始，希望按照以下顺序进行瑜伽疗法指导。更详细的瑜伽疗法中的评估/瑜伽疗法Assessment（YTA）以及瑜伽疗法Instruction（YTI）/瑜伽疗法Darshana（YTD），请参考本书下卷，或者垂询一般社团法人日本瑜伽疗法学会。

1.1 瑜伽疗法的指导顺序

1.1.1 第I阶段：进行瑜伽疗法Assessment（YTA）

瑜伽指导者、特别是瑜伽疗法指导师，应该根据接下来的接收面谈（Intake interview），进行与瑜伽疗法指导相关的手续，包括与学员/委托者就瑜伽疗法指导达成共识或经委托者知情同意（Informed consent）就指导期达成共识等。

在此基础上，如果学员/委托者正在接受西医或阿育吠陀的诊断，还应增加“瑜伽疗法评估/智性鞘不全”的评估/Assessment。瑜伽疗法乃运用了身体与精神心身相关技法的心理疗法。关于心意鞘・智性鞘不全的评估 /Assessment，在相应的章节中会进行说明，瑜伽疗法指导师应运用下面这些指导书，对学员 / 委托者进行 Assessment。下面列出其中有代表性的检查表格。

- Yoga Sutra（瑜伽经）错误认知瑜伽疗法 Assessment 半结构化面谈指导书（SSIM-YSAM）（由瑜伽疗法指导师填写）
- Bhagavad Gita（博伽梵歌）行为能力瑜伽疗法 Assessment 半结构化面谈指导书（SSIM-BGAK）（由瑜伽疗法指导师填写）

上面是瑜伽疗法指导师 Assessment 使用的鉴定表，目前我们正在着手准备由客户本人填写的鉴定表。下面的心理 Dosha 鉴定表是来自印度医学阿育吠陀内科学的委托者心理鉴定表。

- 心理 Dosha / 病素・鉴定表（APDA）（由学员 / 委托者填写）

然后，在进行喜乐鞘评估时使用下面的半结构化面谈指导书。

此外，在印度制作的调查表包括：

- 作为鉴定顾客的整体健康状态的检查，Swami Vivekananda 瑜伽研究所 / 瑜伽大学院大学制作的“SVYASA 健康自我鉴定表 / SVYASA General Health Qestionare”。无论如何，在这些评估工作中，所使用的心理测试取决于希望检查什么、希望检查哪些效果，其调查方针不同，瑜伽疗法指导师评估的内容也会产生变化，因此必须在充分注意此点的基础上探讨评估工作。如果是选择实施下面的细分化的西方心理学的心理测试，则更需要注意。

那么接下来列举几个实施各种西方心理学的心理测试时选择使用的鉴定表。如：

- SOC（Sence of Coherence）心理一致感检查表

是未接受过专业心理学教育的瑜伽疗法指导师也比较容易操作的心理检查。但是，需要注意这些检查应取得学员 / 委托者的同意，并务必将结

果反馈给学员 / 委托者本人，不能给学员 / 委托者带来精神压力，如不必要的疑虑等。详情敬请参考“瑜伽疗法 Darshana（YTD）”一书，并进一步向一般社团法人日本瑜伽疗法学会进行垂询。从事瑜伽工作的人员不要只读了此书就贸然进行心理测试。

作为用来掌握精神压力状态的检查表，也可以考虑压力应对的尺度以及各种压力的标准等。

最后，可以通过基于语言的 Darshana 法作出评估：为迄今为止的人生中各种体验赋予何种意义？是否有什么特别的讲究？特别是可以倾听其讲述造成其情绪化的具体场景以及当时的思考内容，来抓住其思维特点。

1.1.2 第Ⅱ阶段：确定瑜伽疗法 Instruction（YTI）技法

如果能够判断人类构造的哪一部分产生了问题，之后就可以着手消除该构造存在问题的工作。也就是说，为了制定瑜伽疗法 Instruction（YTI）的指导计划，而规划所采用的瑜伽疗法 Instruction（YTI）技法的种类。从西医的角度来说，就是确立治疗方针，而瑜伽疗法则是基于学员 / 委托者自身的心理问题造成了消化器官溃疡、高血压、癌症这一思路，由瑜伽疗法指导师向委托者提出一种瑜伽疗法技法建议，让学员 / 委托者自己来治愈自己心身上的疾病。这被称之为瑜伽疗法 Instruction（YTI）。这些 YTI 技法，我们认为其类似于作用于健康出现问题的人的五脏而激发出“内在的自然治愈力”的药物。本书的分论部分将对 YTI 技法的一些指导方法进行介绍，本节中我们只介绍下面的在人体五脏中作用于各个鞘的几种瑜伽疗法技法。包括：

- 在食物鞘层面制定运用身体如 Asana 等的指导计划。
- 在气能鞘层面制定 Pranayama / 调息法指导计划。
- 在心意鞘层面制定关于各种 Pratyahara / 控制感觉的习练方法的指导计划。
- 在智性鞘层面制定吠陀冥想等冥想指导计划。
- 在喜乐鞘层面同样制定吠陀冥想等冥想指导计划。

瑜伽疗法指导师还应在充分理解各鞘中这些指导技法的作用机制（恢复健康的机制）的基础上，制定指导计划。关于这些瑜伽疗法指导中的作用机制的研究报告，在免疫学、脑功能等领域，全球范围内每年都有发表。瑜伽疗法指导师应当持续不断地学习这些研究报告，将这些基础医学方面的瑜伽疗法指导研究成果纳入考虑范围，来制定瑜伽疗法指导计划。本书后面也会以对今后立志成为瑜伽疗法指导师的瑜伽从业人员来说浅显易懂的方式来讲述部分作用机制，敬请参考。无论任何领域，根本不存在不需要持续学习的专业领域，这是社会常识，在瑜伽疗法领域也是如此。在瑜伽疗法指导中，为了能够提供对各种疾病的指导方针，目前我们正在加紧编制相关资料。

1.1.3 第Ⅲ阶段：从个人、症状、小组三种分类方法中选择一种指导方法

接下来的问题是如何进行瑜伽疗法指导。在瑜伽疗法的发源地印度，当地大学的附属医院，除了外科、内科等科室外，还设立了瑜伽疗法科，病人会在其他科医生的建议下来看瑜伽疗法科。此时，病人所患的西医上的疾病涉及很多方面，不可能用同一种技法指导所有病人。考虑到其中既有孕妇，又有风湿病患者，任何人都知道不可能对所有人一律用体式法或调息法进行指导。因此，此时的瑜伽疗法指导原则为“个人指导”。但是，遗憾的是，在众多的学员／委托者蜂拥而入的全世界的瑜伽教室内，对任何人都采取一样的瑜伽技法进行指导才是当今现状。这种情况下，不产生很多的意外伤害和不良反应显得不可思议。我们推测其中应该发生了很多起意外伤害和不良反应，但是同样遗憾的是，相关的调查研究除了前面提到的 2013 年我们和九州大学医学部心身医学系的研究人员一起实施的报告以外，没有发现其他的相关报告，据说仅在澳大利亚有一篇报告论文发表。但是，为了防止意外伤害和不良反应，最好对存在特有的健康问题的委托者提供个人指导。2017 年，位于美国马萨诸塞州波士顿市的哈佛医学

院网站上的HARVARD MEDICAL SCHOOL GUIDE TO YOGA中对此调查研究进行了介绍。

在我于上世纪70年代逗留的位于印度马哈拉施特拉邦罗纳瓦拉市的卡瓦拉亚达瀚慕瑜伽研究所附属医院，病人也是按照各自的病历卡上所写的特有的瑜伽疗法练习计划，在瑜伽疗法指导师的指导下，每天早晚练习各自的瑜伽疗法技法。印度全国的大医院里的瑜伽疗法科，诸如比哈尔邦贝拿勒斯印度教大学医学部附属医院的瑜伽疗法科，以及马哈拉施特拉邦孟买大学医学部附属医院的瑜伽疗法科等，都同样采用针对个人的方式进行个人指导。

另一方面，一般社团法人日本瑜伽疗法学会在自1987年起建立合作关系的Swami Vivekananda瑜伽研究所／瑜伽大学院大学附属瑜伽疗法疗养院Prashanti Kutirum（和平之乡）进行了为期1年的“按症状指导”。该疗养院有几名西医和多名瑜伽疗法指导师常驻，每年为超过20,000～30,000的委托者实施瑜伽疗法，每2个月为一个疗程。此种指导方法是按照循环系统疾病、糖尿病、肥胖等西医中的疾病，对委托者进行分组，由专属瑜伽疗法指导师担任从早上到晚上的指导，中间有作为智性教育的祈祷时间、以及针对疾病进行的教育。该疗养院在德干高原的小镇、卡纳塔克邦班加罗尔市郊区拥有住院部以及瑜伽大学院大学，占地面积广阔。委托者有些来自国内，有些来自其他国家，同时还经常举办瑜伽教师／瑜伽疗法指导师培训讲座，现在正在成为众多来自中国大陆等其他国家学生聚集的国际化瑜伽疗法指导／教育机构。

综上所述，除了个人指导和按症状指导以外，同时召集罹患各种疾病的委托者进行统一的瑜伽指导，是在全世界的瑜伽教室和瑜伽工作室常见的指导形式。这种情况下，指导者1人指导数人甚至数十人，或者就像最近在印度发生的情况一次同时指导数千名患有各种疾病的顾客，这是传统的瑜伽指导模式。但是，考虑到瑜伽教室是由众多的患有不同心理和生理症状的委托者组成的这一实际情况，同时给予多名委托者相同的技法指导，相当勉强，将成为意外伤害和不良反应发生的温床，这就是当前的现状。如果在这些瑜伽指导现场进行瑜伽疗法指导，必须想办法把重症病人尽量安排在距离指导老师最近的地方，甚至还应给予不同于其他学员的特殊指导。如果众多学员中有即将临盆的孕妇、老年人、身体机能下降的关节风湿病患者时，就应实施这种指导。

综上，瑜伽疗法指导师应随机应变地思考、实施针对瑜伽疗法Assessment（YTA）的瑜伽疗法Instruction（YTI）的方法。当医院、福利院正式允许开展瑜伽疗法指导之时，瑜伽疗法从业人员应牢记个人指导才是最理想的形式，必须防止意外伤害和不良反应的发生。

1.1.4 第Ⅳ阶段：对比指导前后的症状变化（Changes in Client Condition/CCC）

进行瑜伽疗法Assessment（YTA），按照评估进行瑜伽疗法Instruction（YTI）、瑜伽疗法指导时，需要观察、记录该指导内容是否取得了适当的促进健康的效果。因为通过研究这些观察、记录，可以帮助我们判断所采用的瑜伽疗法指导内容是否奏效。如果无效，这些观察、记录将成为研究可否变更指导内容的基础资料。按照这一宗旨，对比下面的瑜伽疗法指导前后的症状变化（Changes in Client Condition）。即

● 主观数据（学员自述内容）的比较研究。

通过Yoga Sutra(瑜伽经)错误认知瑜伽疗法Assessment半结构化面谈指导书（SSIM-YSAM）和Bhagavad Gita(博伽梵歌)行为能力瑜伽疗法Assessment半结构化面谈指导书（SSIM-BGAK）等评估瑜伽疗法Assessment（YTA）的变化。

1.1.5 第Ⅴ阶段：参考西医、心理学上的变化

除了心理Assessment以外，还需要适当地判断西医角度的症状变化（CCC），探讨是否可以进行瑜伽疗法指导。现在所有的医疗机构都会把

给病人开的药名以及生理学检查结果等告知病人。当然，由于瑜伽指导者并非医学专家，因此应避免对医生的治疗方针提出异议，但应听取委托者关于本人能够理解的诸如用药量变化、生化检查、放射性检查等有无异常等的报告，作为判断迄今所进行的瑜伽疗法指导是否正确的材料。西医认为病人的生理症状正在恶化时，瑜伽疗法指导的内容也应考虑是否调整。若已奏效的，应考虑继续之前的指导内容或是变更瑜伽疗法指导内容，以期进一步达到促进健康的效果。临床心理学相关的心理测试的时间序列变化也应作为参考。如上所述，我们在进行瑜伽疗法指导的同时，应尊重其他领域的专家的意见和治疗方针。

1.1.6 第Ⅵ阶段：从瑜伽疗法指导向传统瑜伽指导转变

如果瑜伽疗法指导奏效，委托者的生理健康得到恢复，瑜伽疗法指导并非到此结束。正如内科医生遮罗迦在两千年前所说的那样，所谓终极健康，就是达到完全脱离俗世的意识状态。因此，如果委托者的生理症状得到改善，瑜伽疗法指导接近尾声，为使委托者不再陷入心身疾病，应进一步改善委托者的精神状态，将对其进行的瑜伽指导切换到传统的瑜伽修行，引导顾客进入促进人格成长的指导阶段。意即开始以 Raja Yoga（王瑜伽）修行来促进人格进一步成长的指导。如上所述，瑜伽疗法指导师不仅要学习瑜伽疗法指导师技法，还应主动以终极精神状态为目标，努力进行传统的瑜伽修行，修习好足以指导委托者的智慧。

上面，我们对瑜伽疗法 Assessment（YTA）和瑜伽疗法 Instruction（YTI）、对症状变化（CCC）的持续评估以及引导委托者的顺序进行了简要的说明。接下来谈谈瑜伽疗法 Assessment 所需的瑜伽疗法指导师的日常练习。

1.2 作为评估和判断心身状态方法的瑜伽疗法评估 Assessment

有一句谚语说：“世界（他人）是自己内心的一面镜子”，瑜伽疗法指导师通过自己内心的智慧，去评估委托者/学员的心身状态。因此，作为瑜伽疗法专家的瑜伽疗法指导师平时应当觉察自己的内在鉴别标准的敏锐性/迟钝性。也就是说，要在自己的内心深处深刻理解在智性鞘、喜乐鞘等所谓人类心理根基的部分，在理想的情况下，什么样的心理状态才是正常的。必须以此来培养正确理解阿育吠陀所说的动性、暗性占主导的心理病素的恶化状态的能力。也就是说，判断他人的心理状态是否出现问题的标准是，自己的内心必须是由善性主导的，意即必须是理想的、健康的。

瑜伽疗法指导师应不断地精进开展传统瑜伽的修行，例如，学习自古流传的瑜伽诸圣典，聆听圣者教诲，并且自己精进冥想修行。因此，正如内科医生 Charaka(遮罗迦)所说的：必须磨练识别真我与非我的智慧。为此，传统 Raja Yoga(王瑜伽)修行必不可少。下面将对按照作为传统 Raja Yoga(王瑜伽)圣典的帕坦伽利大师编写的 Yoga Sutra(瑜伽经)和圣典 Bhagavad Gita(博伽梵歌)描述的瑜伽疗法 Assessment（YTA）的部分内容进行说明。

西医医生在了解作为人类生理基础的各项生理学数值后，判断异常的血压和肝脏功能数值。同理，通过对传统瑜伽的学习，瑜伽疗法指导师通过充分了解圣典上描述的正常健康的人类心理机能，可以评估出委托者的心理机能的异常。在这一意义上，了解传统瑜伽诸圣典，不只是对 Raja Yoga(王瑜伽)修行者，对瑜伽疗法指导师来说也是非常必要的。

1.2.1 Patanjali(帕坦伽利)大师所著 Yoga Sutra(瑜伽经)中的 Assessment

在瑜伽最基本的经典著作、据说于公元前 300 年左右由印度圣哲帕坦伽利大师编写的《Yoga Sutra(瑜伽经)》中，介绍了瑜伽八支的传统修行系统。《Yoga Sutra(瑜伽经)》这一圣典规定，瑜伽修行的目的是意识/心素（Citta）这一记忆仓库的净化，对各种心理作用进行了如下分类。关于以净化为目的的评估以及称得上完全健康的意识状态，进行了如下的描写。其所描述的内容与前面所介绍的内科医生遮罗迦的描述具有相同的主旨，因此甚至有人认为内科医生遮罗迦与帕坦伽利大师是同一人。这说明两者的教诲多有重合。本节首先对组成 Yoga Sutra（瑜伽经）的 4 章中教导时间的第 1 章三昧章进行解说。瑜伽智慧进一步具像化了内科医生遮罗迦的教导，希望大家把它作为瑜伽疗法的“生理学”来学习。实际上，我们应该在擅长 Raja Yoga（王瑜伽）修行的上师的指导下进行传统瑜伽的修行，但是本节我们先学习一些理论知识。

第 2 节：*瑜伽就是要让意识 / 心素（Citta）的作用止息。*

解说　帕坦伽利大师在本章第 11 节中写道：“所谓的记忆，是指将曾经历过的对象存储于意识 / 心素（Citta）之内。”因此，与第 2 节结合起来理解，可以认为瑜伽是让形成记忆的意识 / 心素的作用完全止息的技法。这些记忆中包括诞生到这个世界以后的很多记忆，其中也有一些与疾病相关的记忆，虽然已经遗忘，但却留下了精神创伤。旨在让这些记忆以及我们日常的各种心理作用不发生紊乱，同时培养拥有这些不发生紊乱的全部记忆的人的智性教育，自古以来被称为瑜伽。没有充分接受过这种智性教育的人，在这个充满压力的社会中，容易对各种压力产生误判，从而引发心身疾病。

第 3 节：*（如果意识 / 心素的作用止息）（作为）观者（的真我）止于其本性（Svarupa）。*

解说　瑜伽诸技法通过修习“过去的所有记忆不会扰乱我们的心理作用”的意识状态，使位于我们内心最深处的生命原理即“真我”的本性原封不动地、直接反映到学员 / 委托者的心身状态上。我们通过圣师帕坦伽利大师的描述知道，关于出现运动员和音乐家等艺术家所说的“有如神灵附体般地完成表现 / 表演 / 演奏”的心理状态的说法，在两千多年以前就已经在瑜伽行者中流传。我们希望在日常生活中将这种真我的本性直接反映到心身状态上。

第4节：*在其他境地下，观者与意识/心素的种种作用产生同化。*

解说 意识/心素（Citta）的深处，可以比作记忆的仓库。如果记忆是在众多记忆紊乱的心理作用下产生的结果，那么从这种记忆中产生的心理作用当然也是紊乱的。现代西方心理学也指出，被称作精神创伤或PTSD的病态记忆可能会引起惊恐障碍、进食障碍，成为各种心理障碍的源头。可以说，本节明确了此种心身关联的存在方式。或者说，成长的家庭环境等从童年时代就被打上烙印的心理作用的习以为常，也是一种可以称之为“与意识/心素（Citta）的种种作用产生同化”的心理作用，因此，首先评估/判断学员/委托者是否有不健全的心理，也是瑜伽指导者/瑜伽疗法指导师的工作之一。

第5节：*意识/心素的作用有5种，其中包括烦恼的（klisht）和不烦恼的（Aklisht）作用。*

解说 关于上述第4节的记忆，传统瑜伽分为5种。这5种又各分为“烦恼的记忆”与“不烦恼的记忆”。日本人所熟悉的印度宗教-佛教中，有108种烦恼，而传统瑜伽中只有5类。从瑜伽疗法的角度来看，在Assessment委托者所经历的烦恼时，分成5种更容易在评估/判断学员/委托者时操作。瑜伽之道简单明了，实践中任何人都能够理解。

第6节：*这5种意识的作用，正知（Pramana）、谬误（Viparyaya）、妄想（Vikalpa）、睡眠（Nidra）以及记忆（Smrti）。*

解说 上述5种意识/心素（Citta）的作用各包括烦恼的/不烦恼的两种，因此有10种意识/心素（Citta）的作用。本书不对此进行赘述，但是基于身心医学的观点以及从瑜伽疗法的角度，认为本节所述的1.正知、2.谬误、3.妄想、4.睡眠、5.记忆，是扰乱内在心理器官即智性（Buddhi）/知性、感性作用的源头。Assessment/评估学员/委托者意识/心素（Citta）中这些烦恼的作用，使之恢复正常，正是瑜伽疗法指导即本书所欲阐明的称为瑜伽疗法Assessment（YTA）和瑜伽疗法Instruction（YTI）的促进健康的技法。由于世界范围内有众多的学员/委托者来到瑜伽教室学习，因此瑜伽指导者很有必要接受这种瑜伽疗法指导师教育。

第30节：*1.生病(Vyadhi/阿育吠陀医学上的疾病/生活习惯紊乱)、2.疲倦、3.疑惑、4.拖延、5.懒惰、6.欲念、7.妄想、8.精神不集中、9.心不安定、这9种障碍(Antaraya)是心理紊乱（Viksepa）的原因。*

解说 帕坦伽利大师编写的Yoga Sutra(瑜伽经)中，列举了扰乱心神的9种障碍。对于瑜伽行者来说，与其说是为了促进健康而练习瑜伽，不如说是为了通过止息通向意识/心素（Citta）的心理作用而使寄居于心身深处的真我的纯粹意识直接地、而非扭曲地反映在自己的心身上而进行瑜伽修行。这种终极境界就是所谓“解脱境界”的梵我一如的境界，从这种理想的意识状态来看，患有因压力产生的疾病的心身疾病患者紊乱的心与“解脱境界”相距甚远。帕坦伽利大师认为，其原因包括9种心理紊乱。这9种心理紊乱的原因，在现代瑜伽疗法Assessment中也能够应用。一般社团法人日本瑜伽疗法学会编制并使用叫做《瑜伽经心理紊乱瑜伽疗法Assessment半结构化面談指导书（Semi-Structured Interview Manual: Yoga Sutra-Based State of Mind Assessment /SSIM-YSSMA）》的Assessment表，由瑜伽疗法指导师判断并填写。对委托者心理紊乱的原因作出Assessment/评估后，接下来应开展平息心理紊乱的瑜伽疗法Instruction（YTI）指导。其技法见Yoga Sutra(瑜伽经)第2章信仰修行章，下面就其背景理论与几种技法进行介绍。

第5节：*所谓无知，是指将有限、不净、苦、非我认为是无限、净、乐、真我。*

解说 传统瑜伽认为，在上述第1章第30节中作为心理紊乱的原因所列举的疲倦、疑惑等不健康的心理作用的更深层次的心理原因，在于本节所述的无知引起的认知错误。因此在瑜伽疗法中，Assessment 学员 / 委托者的这 4 种认知错误非常重要。一般社团法人日本瑜伽疗法学会编制并使用叫做“瑜伽经错误认知瑜伽疗法 Assessment 半结构化面談指导书（Semi-Structured Interview Manual for the Yoga Sutra -based Assessment of Misrecognition / SSIM-YSAM）”的 Assessment 表，该表由瑜伽疗法指导师填写。为了克服这种因无知导致的错误认知，学员 / 委托者需要客观审视、意识到自己的知性、感性在认知事物时发挥作用的方法。瑜伽疗法中准备了很多种瑜伽疗法 Instruction（YTI）技法，以培养这种进行客观审视的能力。这些瑜伽疗法技法的详情在本书各鞘相关的分论部分进行了简单介绍，可供参考。

第 28 节：*随着对瑜伽各部分的修行，内心的不净逐渐消失，不久之后，生出识别智（Viveka-khâti）的智慧之光开始闪耀。*

解说 传统瑜伽的具体的练习方法，包括 Raja Yoga（王瑜伽）/ Jnana Yoga（智瑜伽）/ Karma Yoga（业瑜伽）/ Bhakti Yoga（奉爱瑜伽）修行法，称为 4 大瑜伽技法。尤其在本节中帕坦伽利大师用“瑜伽的各部分”表示“八支瑜伽 / Ashtanga Yoga”。意即，Raja Yoga（王瑜伽）中的八支：Yamas（制式）、Niyamas（劝制）、Asana（体式）、Pranayama（调息）、Pratyahara（制感）、Dharana（专注）、Dhyana（禅定）、Samadhi（三昧）。这 8 种王瑜伽练习方法成为瑜伽疗法所采用的各种技法。这在分论部分有一些介绍。

通过以上描述可知，Raja Yoga（王瑜伽）是消灭因无知导致的有限 / 无限等的认知错误孳生的烦恼的修行方法，是通过 Assessment / 评估因烦恼引起的心理紊乱以及 8 部分的瑜伽修行，净化位于心灵最深处的记忆袋的意识 / 心素（Citta）的作用，以达到不依赖其他人和物、不拘泥 / 不贪恋的“独存”境界为终极目标的人类教育体系。将这种智性教育作为疗法指导学员／委托者，就是瑜伽疗法 Instruction（YTI）。本书在分论部分对始于食物鞘的瑜伽疗法 Assessment（YTA）和瑜伽疗法 Instruction（YTI）技法理论与实践做了简单介绍，可供参考。

1.2.2 圣典 Bhagavad Gita（博伽梵歌）中的 Assessment

传说圣师 Vyasa（毗耶娑）编写了在印度代代相传的 4 种吠陀圣典，为了让普通民众更容易理解其精髓，创作了史诗《Mahabharata（摩诃婆罗多）》，是一位传奇的瑜伽行者。在史诗《Mahabharata（摩诃婆罗多）》中对我们“人类的行为”进行详细描述的是叫做“Bhagavad Gita（博伽梵歌）／神之诗”的部分。

在日本，一般社团法人日本瑜伽疗法学会也编写了由瑜伽疗法指导师填写的以下调查表，供接受专业培训的经学会认证的瑜伽疗法指导师使用。

博伽梵歌行为能力瑜伽疗法 Assessment 半结构化面谈指导书（SSIM-BGAK）（瑜伽疗法指导师用）Semi-Structured Interview Manual: Bhagavad Gita-based Asessment of Karma （SSIM-BGAK）

参考资料 1

圣典Bhagavad Gita（博伽梵歌）中描述了很多评估人的心理的标准。这是因为在敌军压境的情况下，将军阿朱那不向己方官兵下达进军的号令，而是犹豫着要不要开战，奎师那神只得向将军阿朱那解说“人类为什么要有行动”这一“行为的原理”，这些阐释就是圣典Bhagavad Gita（博伽梵歌）。人类行为中，即使是在战争中，夺取别人生命的行为也是最让人烦恼的行为，现代社会中同样如此。因此，死刑这一刑罚的是与非正在受到拷问。战争是国家之间解决争端的一种方法，考虑到过去两次世界大战的后果，人们反复表达“永不再发生”的愿望。将军阿朱那在面临战争这一杀人行为时，犹豫要不要作出开战的命令，也是理所当然的。但是化身成将军阿朱那乘坐的战车的奎师那神对这种意识状态下的将军阿朱那解说人类的种种精神状态，催促他发出开战的命令。最终，在第18章中，将军阿朱那又涌起了一度丧失的斗志，向官兵发出了进军的号令，圣典到此结束。

不考虑战争的是与非，当面临重要行为时，人们如何在认知、判断自己的职责后采取行动，是生活在现代社会的我们也经常遇到的问题。圣典Bhagavad Gita（博伽梵歌）历经数千年的时光，至今仍在传承着其中的一个答复。这种被认为是跨越了时光的真理的智慧，在印度称为“Sanatana Dharma / 永远不变的法则”。上述性格调查表就是以这种跨越时间与空间传承至今并得到持续支持的圣典的记载为基础编制的。下面介绍几个来自Bhagavad Gita（博伽梵歌）第16章“神性与魔性”的、有助于瑜伽疗法Assessment（YTA）的人类心理机能论的描述。

第1节：奎师那神告诫（将军阿朱那）。

无惧怕、内心纯净、专注于智慧瑜伽、布施(Dana)、制感(Pratyahara)、护摩祭祀(Yajna)、诵读圣典(Swadhyaya)、苦行(Tapas)、诚实、

第2节：非暴力（Ahimsa）、正直（Satya）、不生气、行为结果放弃（Tyaga）、心灵的协调（Santih）、不中伤、怜悯生灵、不贪心、温和、谦虚、稳重、

第3节：高尚、宽容、内心坚定、纯洁、无敌意、不高傲。以上这些属于与生俱来具备神性的人。

解说　正如以下章节中所说的那样，奎师那神告诉将军阿朱那，这世上有天赋异禀的人和其他人，并教给将军阿朱那作为天赋异禀的人应该采取的行动。生活在现代社会的我们虽不像将军阿朱那处于不得不杀人的立场，但在不得不处理日常的各种信息做出判断这一点上可以说是相同的。此时，任谁都会觉得以高度集中的意识状态来面对每天的生活比较好。但是，也有很多人因为做不到而罹患多种心身疾病。正因为如此，自古以来，教导人类行为（Karma/ 业）的存在方式的Karma Yoga(业瑜伽)圣典Bhagavad Gita（博伽梵歌）的描述才被广泛应用于瑜伽疗法Assessment（YTA）。由于是历经数千年教导对人做出评估的Assessment方法的圣典，应该没有人会否认倾听其教义的意义。瑜伽疗法指导师以这些圣典中所描述的人的心理机能为标准，对学员 / 委托者的心身状态进行Assessment / 评估，在此基础上制定瑜伽疗法指导计划，开展瑜伽疗法Instruction（YTI）。

第4节：阿朱那啊，伪善、自大、高傲、愤怒、粗暴、无知属于具有魔性的人。

第 5 节：*神性带来解脱，魔性却带来束缚。阿朱那啊，用不着哀叹！你的神性乃与生俱来。*

解说 在当今的压力社会，很多贪恋会扰乱我们的心身状态。面对这些外界的压力源，我们该如何应对来保护自己的心身状态？这在很多心身疾病 / 生活习惯病的预防、治疗中必不可少，本节为此提供了一个解决方案。也就是说，培养神性能够使我们从诸事中解放出来。意即，日常生活中注意培养健康的心性，使其产生健康的心理反应，即可摆脱压力源，这就是圣典的教诲。这种健康禀赋的培养就是本书所说的瑜伽疗法—“自己治愈自己”的技法。此外，瑜伽疗法指导师运用这些圣典的教导，对学员 / 委托者进行智性教育，使其能够形成这种正常的心理反应。

第 21 节：*情欲（Kāma）、愤怒（Croda）、贪欲（Lobha）。这是 3 种自取灭亡的地狱之门。因此均应舍弃。*

第 22 节：*从暗性占主导地位的 3 个门中解放出来的人对于真我（灵魂 Atman）来说是最大的善行，可以达到至高无上的境界。*

第 23 节：*无视圣典（Shastra）的教导，受情欲支配活着的人无法达到成就（Siddhi）的境界。无法达到幸福（Sukha）的境界，也无法达到解脱。*

第 24 节：*因此，关于应该做什么、不应该做什么，最好遵循圣典（Shastra）。首先学习其教导，然后按照其指示行动。*

解说 在下项所示的阿育吠陀的心理病素 / Dosha 中，例举了暗性占主导地位的心理。这种暗性占主导地位的心理的代表就是“情欲、愤怒、贪欲”。据说原东京大学医学部精神科教授臺史先生在任群马大学医学院教授期间指出，“美色、情欲”“金钱、贪欲”“自傲、愤怒”属于不利于精神分裂症患者的生活环境，这与圣典不谋而合。不论是对精神分裂症患者，还是对生存在压力社会的全体普通市民而言，克服了这些“美色、情欲”“金钱、贪欲”“自傲、愤怒”的生活方式都是应该留意的压力管理方法，也是培养神性的生活方式。这是瑜伽疗法所教授的内容，瑜伽疗法指导师需要 Assessment 这种动性和暗性占主导的意识在委托者身上存在的程度。

1.2.3　阿育吠陀中的 Assessment

内科医生 Charaka(遮罗迦) 在收录了其语录的《Charaka Sanhita(遮罗迦本集)》中，留下了下面的 Assessment 方法。本书中，作为印度传承医学的阿育吠陀中的 Assessment 法也应用于对委托者的评估。下面的遮罗迦第 4 篇第 4 章将对 Assessment 标准的概况进行介绍。

第 34 节：*身体有 3 种病素，即风（Vata）、火（Pitta）、水（Kapha）。这些病素会对身体产生影响。动性 (Rajas) 和暗性 (Tamas) 是心理病素。这些心理上或者身体上的病素或者两者均对心理产生影响时，则会出现病态。若没有这些病素，则不会出现病态。*

解说　在身体与心理两种病素中，心理病素包括动性和暗性心理状态。这些心理病素中，如引用上述 Bhagavad Gita（博伽梵歌）中的描述，则属于“魔性”。需要 Assessment 学员 / 委托者中是否存在这种魔性 / 病素。另外，在下面的遮罗迦第 3 篇第 8 章中也有介绍。

第 119 节：*我们还应当考虑心理状态。心理 / 有情是指心。心与真我一起驱动身体。心理根据其强度分为强、中、弱三种。基于此，人也分为内心强大的人、内心一般强大的人、内心软弱的人。其中，内心强大的人是拥有根本精神（Sattva sara）者，称为 Sara 型。即使体格较小或因先天或后天遭遇了诸多不幸，由于具备了这样的本质上的心理特质，心态保持岿然不动。内心一般强大的人可能在周围人的影响下，或者完全被周围人左右着而保持自我。而内心软弱的人无论体格如何强壮，不用说单靠自己，即使依靠其他人或物也无法保持自我，即便面临的是不足挂齿的痛苦，也会恐惧、贪得无厌、混乱、自命不凡。而如果遇到重大烦恼，就会因恐惧而战栗、生出厌恶、说出不堪入耳的话语。或者一看到动物、人或者血，就会马上受到影响，躁动不安，*

脸色生变，失去意识，发狂，昏厥，无法站立，有时甚至会有生命危险。

解说　本节中，内科医生遮罗迦在 Assessment 人的心理时将人分为三类，即“内心强大的人、内心一般强大的人、内心软弱的人”。换言之，就是在 Assessment / 评估中按照人类心理将人分为“善性主导・内心强大的人 / 动性主导・内心一般强大的人 / 暗性主导・内心软弱的人”。瑜伽指导者 / 瑜伽疗法指导师在进行瑜伽疗法指导时，应对人的心理进行诊断。

1.2.4 通过语言进行的瑜伽疗法 Darshana (YTD) 技术和 Assessment

对瑜伽指导者 / 瑜伽疗法指导师而言，很有必要基于上述人体构造论，作为以开展瑜伽疗法 Assessment（YTA）为目的的瑜伽疗法 Instruction（YTI）技术，掌握面谈时的话术，以准确作出瑜伽疗法 Assessment。考虑到目前在世界范围内患有心身疾病的人们蜂拥而至普通瑜伽教室，普通瑜伽指导者也应在开始瑜伽指导前的面谈时，认真评估学员 / 委托者的心身状态。关于瑜伽疗法所专用的“通过语言进行的面谈 / Darshana”技法的具体的初次接收面谈法的培训，下面将介绍“瑜伽疗法 Darshana（YTD）步骤 1-4”的概要。

* **瑜伽疗法 Darshana（YTD）第 1 阶段　由 4 个步骤组成的理解问题的 6P 原理和对人援助的基本原则**
* **瑜伽疗法 Darshana（YTD）第 2 阶段　由 5 个步骤组成的促使行动变化的“吠陀”冥想指导**
* **瑜伽疗法 Darshana（YTD）第 3 阶段　由 6 个步骤组成的错误认知的修成和瑜伽疗法 Darshana**
* **瑜伽疗法 Darshana（YTD）第 4 阶段　由 7 个步骤组成的通过王瑜伽来修成认知和瑜伽疗法 Darshana**

我希望那些真心想为来瑜伽教室学习的学员 / 委托者提供支持的瑜伽

指导者们能够掌握这些专业知识。

第Ⅲ部分

分论

（1）食物鞘
（2）气能鞘
（3）心意鞘
（4）智性鞘
（5）喜乐鞘

第 1 章
食物鞘的瑜伽疗法 Assessment（YTA）与瑜伽疗法 Instruction（YTI）

1.1 从瑜伽疗法角度来分析食物鞘的发病理论

西医认为，主要的发病原因是病原菌感染。而在阿育吠陀医学中负责疗愈心理层面问题的瑜伽疗法则认为，产生烦恼的智性鞘所囊括的内在心理器官即智性 / Buddhi 的正常作用受到阻碍，其心理紊乱 / 心理的（心灵 Manasic）“病素（Dosha）”逐步恶化，是导致发病的第一阶段。其心理紊乱进一步阻碍心意鞘、气能鞘的功用，最终导致产生食物鞘 / 身体层面的功能障碍，也就是身体层面的疾病发作。因此，智性功能意即把“来自外界的信息、对记忆的认知、判断、预测、决定、行动指令”传递到心意鞘所囊括的内在器官即心意 / Manas 的心理作用必须保持完好。如果被喻为 10 匹之马的“知觉 & 运动器官”不能正常工作，就会导致属于食物鞘的身体的脑内功能产生障碍，掌管呼吸作用的中枢神经系统、内分泌系统和免疫系统等的功能出现反常，就会引发各种内脏疾病、运动功能和知觉功能障碍。综上所述，瑜伽疗法认为，各种心身疾病 / 生活习惯病 / 因心理压力导致发作的精神疾病等的根本原因都在于“智性 / Buddhi”功能不全，此功能不全就会波及到属于肉身的食物鞘，引发了这些疾病。关于智性鞘中的功能障碍，在智性鞘一节中将进行简短说明。本部分围绕瑜伽疗法应对智性鞘产生的功能障碍波及到食物鞘这一结果的方法即瑜伽疗法 Instruction（YTI）技法进行解说。

1.2 食物鞘的瑜伽疗法 Assessment（YTA）和检查表

1.2.1 身体功能（失体感症）检查

瑜伽疗法必须要应对的身体层面 / 食物鞘疾病是以下这些心身疾病。针对这些疾病，瑜伽指导者 / 瑜伽疗法指导师应参考西医给出的诊断，在听取主诉，掌握身体可活动范围和疼痛等情况后，通过瑜伽疗法独特的 Assessment 方法，评估智性鞘发生了怎样的功能不全。评估时使用根据阿育吠陀和传统瑜伽人体机能论编写的各种 Assessment 表。在完成这项评估工作后，从生理 / 食物鞘层面开始瑜伽疗法诸技法的指导。下面列举一些比较典型的、现代医学也认为受心理紊乱影响产生的内科疾病和精神科类疾病。

1.2.2. 心理紊乱可能引起的内科疾病（心身疾病）

循环系统： 本态性高血压、冠状动脉疾病（心肌梗塞、心绞痛）等。

消化系统： 消化器官溃疡（胃、十二指肠、肠）、过敏性肠道综合症等。

呼吸系统： 支气管哮喘、过度换气综合征等。

内分泌／代谢系统： 糖尿病、甲状腺功能亢进症等。

神经／肌肉系统： 偏头痛、痉挛性斜颈、抽搐等。

皮肤科领域： 特应性皮炎、斑秃等。

整形外科领域： 类风湿性关节炎、腰痛症、全身性肌痛症等。

泌尿科领域： 夜尿症、遗尿症、神经性尿频等。

妇产科领域： 更年期障碍、痛经、月经异常等。

儿科领域： 支气管哮喘、过敏性肠道综合症、神经性食欲不振症等。

耳鼻喉科领域： 梅尼埃病、过敏性鼻炎、口吃等。

齿科、口腔外科领域： 颞下颌关节紊乱综合征、三叉神经痛等。

1.2.3. 心理紊乱可能引起的精神科类疾病

惊恐症、躁郁症、饮食障碍、人格障碍、睡眠障害、PTSD（创伤后遗症）等。

虽然处于发病期的学员 / 委托者不会光顾普通的瑜伽教室，但是之前确有很多有主治医生且处于就诊时期的人或已经出院需要防止再次犯病的人来到瑜伽教室，希望通过习练瑜伽达到心身强健。意即尽管普通的瑜伽教室不是医院，仍然有处于缓解期的病人或患有慢性病的学员为了达到心身健康而来到瑜伽教室。关于瑜伽疗法指导师为了应对这种情况而与医学和心理学专家们合作的情况，欢迎垂询一般社团法人日本瑜伽疗法学会。不论是不孕症治疗领域还是姑息治疗领域甚至在各种惩教设施等中，都活跃着一批经学会认证的瑜伽疗法指导师。

1.3 源自阿育吠陀的瑜伽疗法 Assessment

1.3.1. Prakriti(原质)和 Psychosomatic Constitution(心身相关体质)

被西医冠以各种疾病名称的病人病好后希望持续保持健康，因此来到瑜伽教室。此时，有一种阿育吠陀的“天生的体质 / 原质 / Prakriti（psychosomatic constitution）”评估方法可以作为瑜伽理疗专家进行 Assessment / 评估的手段。原质体质在人类诞生的一刻即已确定，可对人类产生终身的影响。根据印度中央政府的科研资金所资助的研究调查结果，该原质体质与遗传基因的关系与自古以来流传的体质论相符。因此，每个人都应该了解自己与生俱来的体质 / 原质，而这也是实现长寿的秘诀。决定体质的因素有数个，阿育吠陀认为总共有 7 种体质：1. Vata（风）；2. Pitta（火）；3. Kapha（水）；4. Vata Pitta（风火）；5. Pitta Kapha（火水）；6. Kapha Vata（水风）；7. Vata Pitta Kapha（风火水）。3种心理气质为善性（Sattvic）、动性（Rajasic）以及暗性（Tamasic）。关于具体的体质判断，请咨询经认证的瑜伽疗法指导师，接受阿育吠陀医生的诊断。下面介绍一种普通人也可用来自行评估的“Dosha自我诊断表”。

1.3.2.Dosha自我诊断表

上马场和夫所著的《温和的阿育吠陀 —印度式健康法的全部—》（PHP研究所：1996年发行）中建议，使用以下的调查表来判断与生俱来的身体Dosha／病素。经作者允许，将调查表刊载于下。请在您认为自幼便与自己符合的选项上画○，以自行判断自己先天的体质。

表1　阿育吠陀体质(Prakriti)评估问诊表1

Dosha		体质(Prakriti)判定问诊表 请在您认为自幼便与自己符合的选项上画○。	非常不符合	不符合	不确定	符合	非常符合	V	P	K
P	1	完美主义者，对他人要求也比较严格。	1	2	3	4	5			
K	2	湿气重，不喜欢冷天，爱流鼻涕。	1	2	3	4	5			
V	3	能快速融入新环境。	1	2	3	4	5			
P	4	皮肤上有较多的痣或雀斑。	1	2	3	4	5			
K	5	热爱美食，舍得为美食花钱。	1	2	3	4	5			
V	6	冬天容易皮肤干燥。	1	2	3	4	5			
V	7	新知识记得快，忘得也快。	1	2	3	4	5			
P	8	爱出汗，体热，容易口渴。	1	2	3	4	5			
K	9	天生体格健壮，块头大，力气大。	1	2	3	4	5			
P	10	容易晒黑。	1	2	3	4	5			
K	11	容易退缩，害羞。	1	2	3	4	5			
P	12	经常烧心或口腔溃疡。	1	2	3	4	5			
K	13	牙齿洁白整齐，几乎没有蛀牙。	1	2	3	4	5			
V	14	腹部容易胀气，经常放屁。	1	2	3	4	5			
V	15	赚得多花得也多。	1	2	3	4	5			
P	16	眼睛容易充血。	1	2	3	4	5			
K	17	记忆东西慢，一旦记住就不容易忘记。	1	2	3	4	5			
V	18	牙齿大小不一，排列也不整齐。	1	2	3	4	5			
K	19	易发胖，手臂和腿上的血管不明显。	1	2	3	4	5			
V	20	好奇心强，对什么都感兴趣，但没长性。	1	2	3	4	5			
P	21	饭量大，肚子饿的时候脾气坏。	1	2	3	4	5			
K	22	饿一两顿也能忍受。	1	2	3	4	5			
V	23	变瘦了。或者本来就是瘦子。	1	2	3	4	5			
P	24	急脾气，容易焦虑、暴躁。	1	2	3	4	5			
K	25	头发黑，格外浓密。	1	2	3	4	5			
V	26	胳膊和腿上的动脉血管凸出，很明显。	1	2	3	4	5			
P	27	说话和行动不拖泥带水，似雄辩家。	1	2	3	4	5			
K	28	到哪都能睡，从来不会睡眠不足。	1	2	3	4	5			
V	29	容易便秘，特别是不吃早饭就便秘。	1	2	3	4	5			
P	30	白发、秃顶和皱纹从年轻时就较明显。	1	2	3	4	5			
K	31	皮肤柔软光滑，肤色白。	1	2	3	4	5			
V	32	做决定时磨磨叽叽，犹豫不决。	1	2	3	4	5			
V	33	动作快，连走路都比别人快。	1	2	3	4	5			
P	34	坚持自我，有头脑，理智，适合做领导。	1	2	3	4	5			
K	35	心态平和，很少生气。	1	2	3	4	5			
P	36	脸色和肤色偏红或偏黄。	1	2	3	4	5			
K	37	能承受高强度的运动或劳动。	1	2	3	4	5			
V	38	天生体寒，手脚冰凉，容易感觉冷。	1	2	3	4	5			
P	39	大便一天超过一次，通常为软便。	1	2	3	4	5			
K	40	走路和进食都比较慢。	1	2	3	4	5			
V	41	即使是坐着，手脚和身体也不闲着。	1	2	3	4	5			
P	42	喜欢冷食冷饮。	1	2	3	4	5			
K	43	很少焦虑，注意力比较集中。	1	2	3	4	5			
V	44	关节容易嘎巴嘎巴响。	1	2	3	4	5			
P	45	比较理性，目光如炬。	1	2	3	4	5			

	V度	P度	K度
合计得分			
比例：各Dosha/(V+P+K)			

表2　阿育吠陀体质（Vikrti）评估问诊表2

Dosha		体质（Vikrti）判定问诊表 请在您认为符合自己最近一周状态的选项上画○。	非常不符合	不符合	不确定	符合	非常符合	V	P	K
V	1	皮肤干燥	1	2	3	4	5			
P	2	眼白发红，经常充血	1	2	3	4	5			
V	3	胡思乱想，无法集中精神	1	2	3	4	5			
P	4	暴食到吃撑	1	2	3	4	5			
V	5	经常忧虑、思绪不宁	1	2	3	4	5			
P	6	口干舌燥	1	2	3	4	5			
P	7	大便不成形，容易腹泻	1	2	3	4	5			
V	8	睡眠不好，经常醒来	1	2	3	4	5			
K	9	容易打瞌睡或昏昏欲睡	1	2	3	4	5			
P	10	皮肤红肿（出疹子）	1	2	3	4	5			
P	11	大量喝酒、吸烟	1	2	3	4	5			
K	12	在潮湿、阴冷的天气会身体不适	1	2	3	4	5			
K	13	有痰，经常咳嗽	1	2	3	4	5			
V	14	经常难以入睡	1	2	3	4	5			
V	15	胀气，总放屁	1	2	3	4	5			
V	16	容易便秘	1	2	3	4	5			
K	17	四肢酸软，关节疼痛	1	2	3	4	5			
K	18	容易出荨麻疹样疱疹	1	2	3	4	5			
P	19	脸或鼻子发红	1	2	3	4	5			
P	20	性急、易怒，容易挑别人的刺儿	1	2	3	4	5			
K	21	身体疲倦，做事懒散	1	2	3	4	5			
P	22	想吃冷饮或凉食	1	2	3	4	5			
P	23	口腔发炎，或嘴里发黏	1	2	3	4	5			
V	24	容易疲劳，一到下午就感到失落	1	2	3	4	5			
K	25	嘴里发甜，或嘴里发黏	1	2	3	4	5			
K	26	少吃一顿饭也不以为意	1	2	3	4	5			
K	27	干什么事都没有兴致，退缩不前	1	2	3	4	5			
P	28	至少要熟睡八小时	1	2	3	4	5			
P	29	多汗	1	2	3	4	5			
V	30	烧心或肛门发烫	1	2	3	4	5			
V	31	睡眠浅，会梦到可怕或令人不安的事情	1	2	3	4	5			
K	32	心脏会无缘无故地悸动	1	2	3	4	5			
K	33	有点感冒，流鼻涕，鼻塞	1	2	3	4	5			
V	34	四肢发凉，怕冷	1	2	3	4	5			
V	35	感到头痛、腹痛、肌肉痛或痉挛等疼痛	1	2	3	4	5			
K	36	早上心情沉重，提不起干劲儿	1	2	3	4	5			
								V度	P度	K度
					合计得分					

上表用于诊断先天的体质，但是现在的生活状况是否使先天体质中的缺点进一步恶化了呢？对此也需要不时进行检查。阿育吠陀认为，只要经常对原质（先天的体质）与近质（最近的体质变化）两者做自我分析，掌握符合自己体质的健康的生活习惯，自然就会健康长寿。接下来，请根据您最近一周的心身状态自行判断自己的近质如何，有没有一些不好的行为使得先天的原质体质进一步恶化？

1.4 食物鞘的瑜伽疗法 Assessment（YTA）／指导理论

食物鞘瑜伽疗法指导及习练的目的在于，促使学员／委托者能意识到／客观地看待因习练瑜伽疗法而发生的身体上的各种变化。因为这不仅是自我控制的基础训练，还能让学员／委托者掌握自行控制心身疾病／生活习惯病的能力。这种自制力的培养，不仅在现代瑜伽疗法中，即使在传统的 Raja Yoga（王瑜伽）中，也是实现真正的自我即真我／灵魂合二为一的习练方法。接下来介绍 Swami Krishnananda 上师所著的《瑜伽的认知论／Epistemology of Yoga》中关于传统瑜伽理论的解说。

“自我控制（客观认识自我）等于自我觉醒（建立自我及解脱）。因为治愈疾病等于恢复健康。即，自我控制（客观认识自我）就是真我（Ātman／绝对者梵／永恒的生命的本质）的觉醒。”

Swami Krishnananda 上师是一位曾担任 Sivananda（希瓦南达）瑜伽静修中心院长的瑜伽行者，Sivananda（希瓦南达）瑜伽静修中心位于印度乌塔兰查尔邦里希凯什市穆尼基列蒂（地名）。上师天资聪慧，能用上文这种浅显易懂的语言解释晦涩的传统瑜伽原理。我因要翻译 Sivananda（希瓦南达）瑜伽静修中心所出版的作品的关系，而与上师有过几次交集，对此颇有感触。这种通过自制的习练方法引导我们走向真理的原理，也可以应用于本书要解说的瑜伽疗法 Instruction（YTI）技法上。下面，对其指导和习练方法进行解说。

1.4.1. 食物鞘层面的各种指导技法及习练原理

通过本书开头的“意外伤害和不良反应调查”结果可以看出，不用于传统瑜伽技法，瑜伽疗法指导及习练的对象为一般人，特别是对患有疾病的学员／委托者的指导比较多。除了冥想和调息法的习练以外，以强身健体为目的而指导的瑜伽疗法技法及习练方法大致可以分为以下几个方案。

每种习练方法都包含了通过传统瑜伽修行培养出来的各种习练方法之精髓即肌肉训练以及觉知“活在当下”之自身的心理训练的要素。

- 各种 Breathing Exercise《Isometric / Slow training(慢速训练)有 / 无负重》
- 各种 Sukshma Vyayama《Isometric / Slow training 有 / 无负重》
- 各种 Asana《Isometric Breathing / Slow training 有 / 无负重》

上述各种习练方法包括多种技法，本书会通过图片进行介绍。若想接受实际指导，欢迎加入经一般社团法人日本瑜伽疗法学会认证的瑜伽理疗师的课堂。或者在经认证的瑜伽疗法指导师授课的医疗 / 福利机构等接受其指导，也可以在自己家里接受个别指导。有关事项，敬请垂询一般社团法人日本瑜伽疗法学会事务局。下面，对上述习练方法进行介绍。这些习练方法是我们自 2010 年 2 月起针对居住于乌克兰基辅市的切尔诺贝利核辐射受害者实施的瑜伽疗法指导方案所采用的瑜伽疗法 Instruction（YTI）。该方案也被应用于针对 2011 年 3 月 11 日发生于宫城县海域的海啸的受灾者实施的救助行动中，构成了面向东北地区免费发放的 30,000 张习练 DVD 中的瑜伽疗法 Instruction（YTI）内容。

Anti-aging Yoga (抗衰老瑜伽)

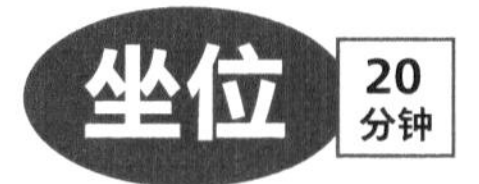

❶ 感受自然呼吸：闭上眼睛1分钟

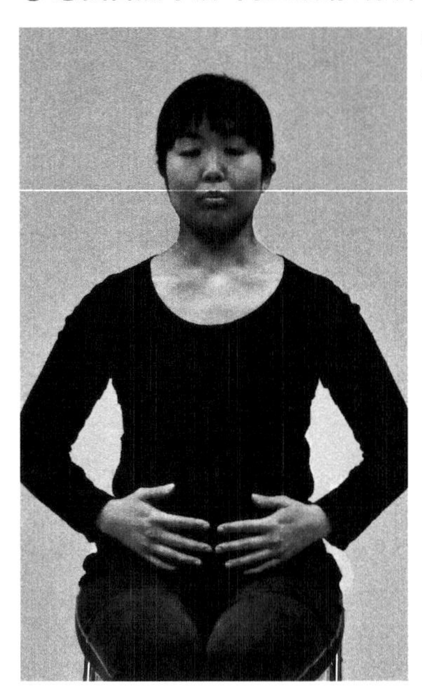

将手心放在腹部，
感受自然的呼吸。

❷ 双臂后转：5回合

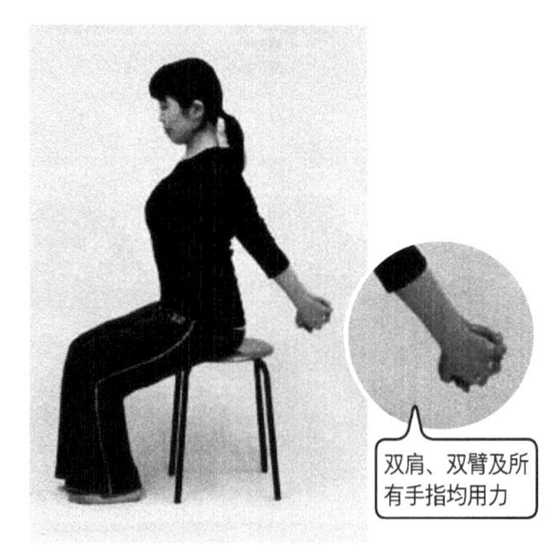

边吸气边向后转动双臂，双肩、双臂及所有手指均用力，发出或不发出“嗯……”的声音，挺胸。边吸气边放松，发出或不发出“嗯……”的声音，将双手掌心放回大腿上（结束后，自然呼吸，休息一下）。

❸ 按压手掌：5回合

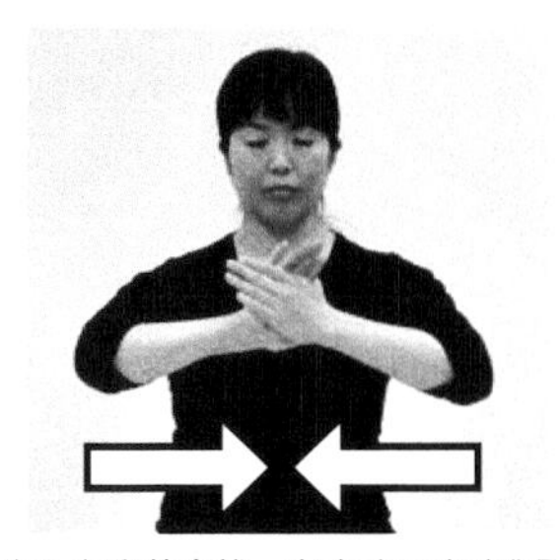

双手掌心在胸前合拢，发出或不发出“嗯……”的声音，互相按压。边吸气边放松，发出或不发出“嗯……”的声音，将双手掌心放回大腿上（结束后，自然呼吸，休息一下）。

❹ 拉掌心：5回合

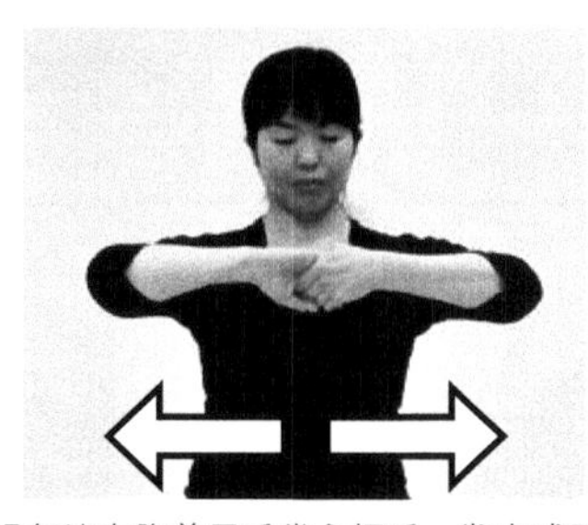

边吸气边在胸前用手掌心握手，发出或不发出“嗯……”的声音，互相拉拽。边吸气边放松，发出或不发出“嗯……”的声音，将双手掌心放回大腿上（结束后，自然呼吸，休息一下）。

❺ 前后压脚踝：3回合

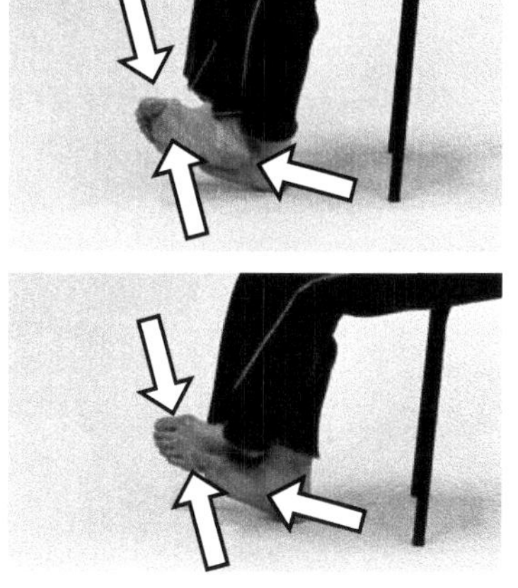

脚跟着地，边呼吸边前后压脚踝，发出或不发出“嗯……”的声音，使双足心着地。改变脚踝的前后，重复相同动作。→以上为1回合（结束后，自然呼吸，休息一下）。

❻ 从外侧按压双膝：5回合

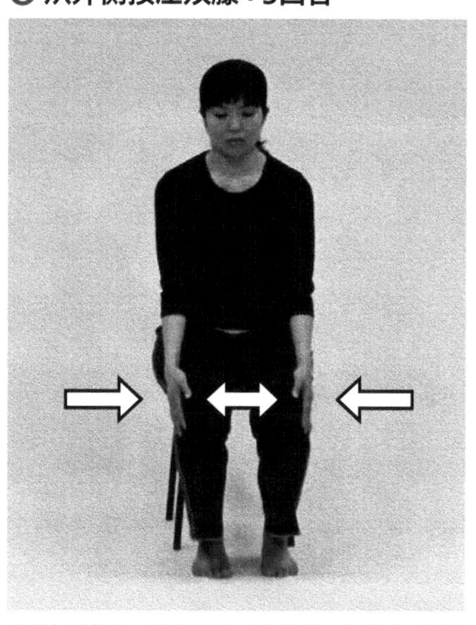

边吸气边将双手掌心置于双膝外侧，发出或不发出“嗯……”的声音，互相按压。边吸气边放松，发出或不发出“嗯……”的声音，将双手掌心放回大腿上（结束后，自然呼吸，休息一下）。

❼ 扭转：3回合

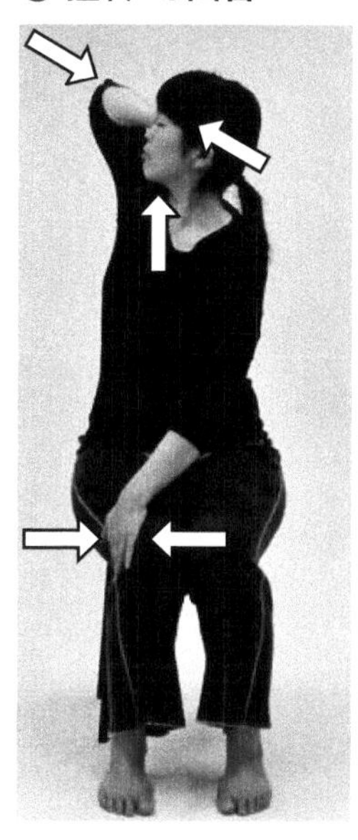

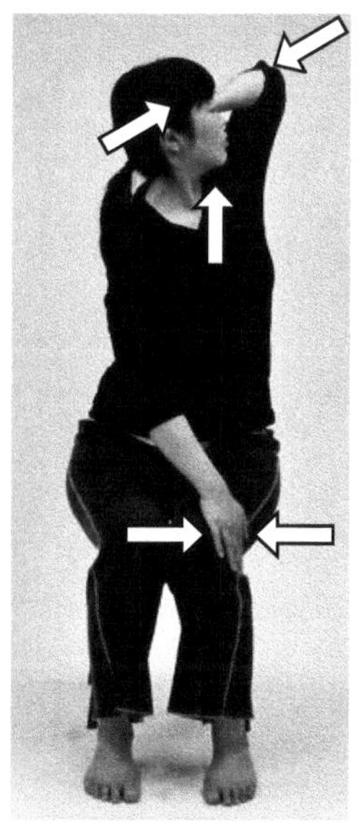

将左（右）手的全部手指置于右（左）膝的外侧，同时将右（左）手掌心至于头的右（左）侧，发出或不发出“啊……”的声音，互相按压。边吸气边放松，发出或不发出“嗯……”的声音，将双手掌心放回大腿上。→左右各1次为1回合（结束后，自然呼吸，休息一下）。

❽ 简单的腹式呼吸（Sukha Pranayama/安乐呼吸法）：闭上眼睛1分钟

边数数边通过两个鼻腔吸气。慢慢地吸气，慢慢地呼气，呼气时间是吸气时间的两倍。去感受1比2的呼吸节奏（结束后，缓慢回归日常生活）

Anti-aging Yoga (抗衰老瑜伽)

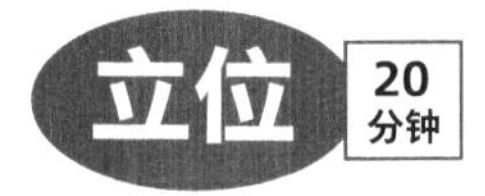

❶ 感受呼吸：闭上眼睛 1 分钟

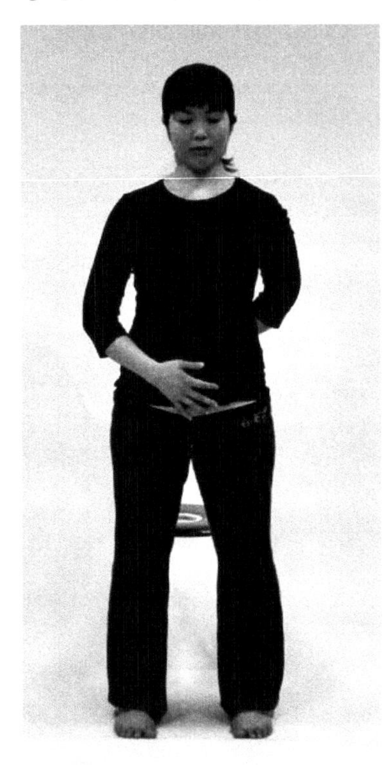

站立，将手心放在腹部，
感受自然的呼吸。

❷ 双臂后转：5回合

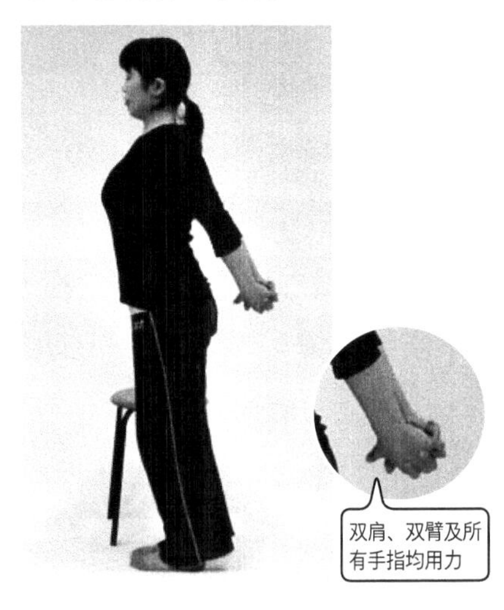

站立，双肩、双臂以及所有的手指均用力，发出或不发出“嗯……”的声音，挺胸。边吸气边放松，发出或不发出“嗯……”的声音，将双手掌心放回大腿上（结束后，自然呼吸，休息一下）。

❸ 按压腰部：5回合

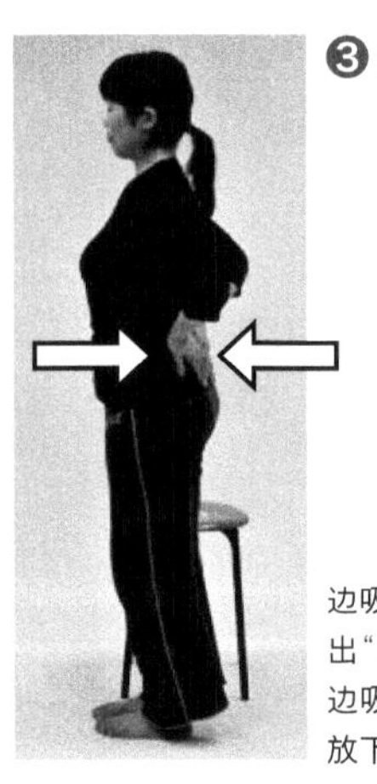

边吸气边将双手掌心置于腰部后方，发出或不发出“呼……”的声音，使掌心和腰部互相按压。边吸气边放松，发出或不发出“呼……”的声音，放下双臂（结束后，自然呼吸，休息一下）。

❹ 立位扭转：3回合

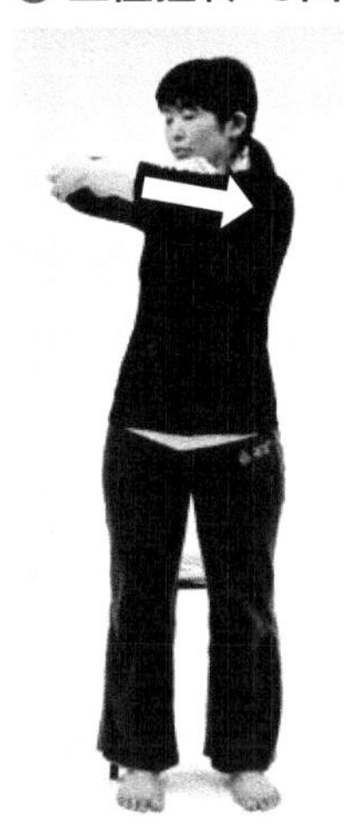

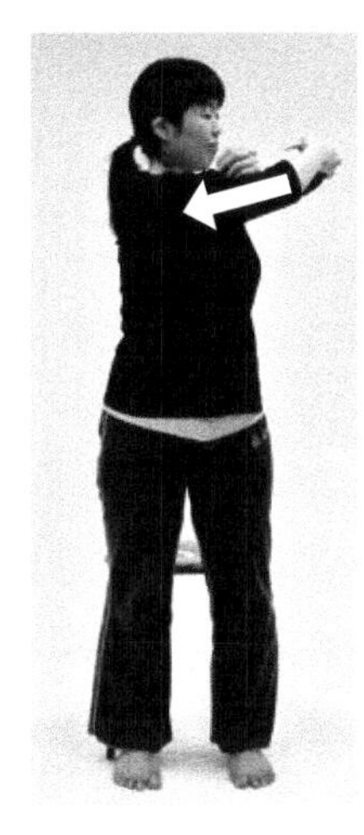

边吸气边将左（右）掌心置于右（左）肘的外侧，面部和上半身向右转45度，发出或不发出“嗯……”的声音，放下左（右）手和右（左）肘。→左右各1次为1回合（结束后，自然呼吸，休息一下）。

❺ 按压膝盖：3回合

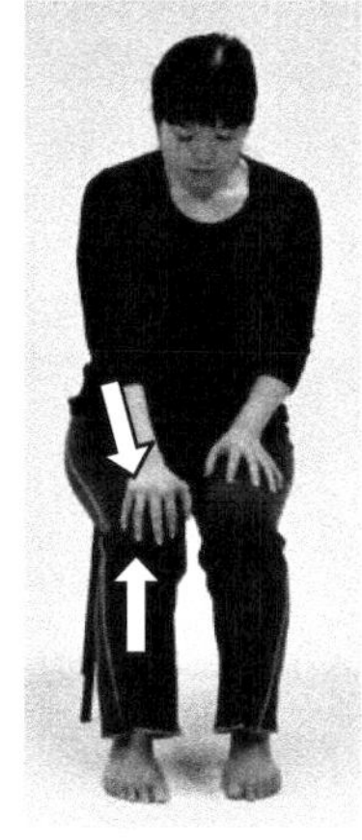

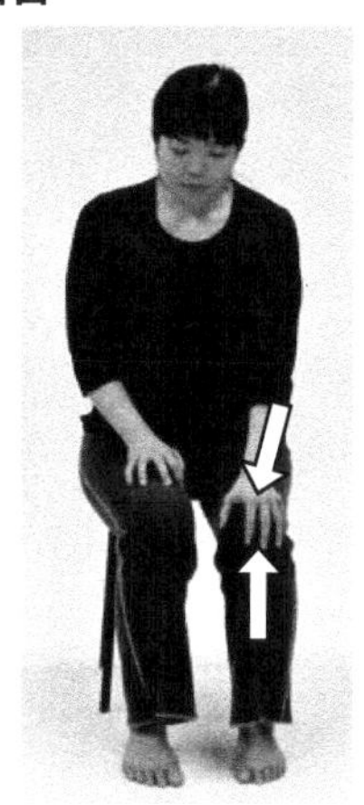

发出或不发出“嗯……”的声音，尽量抬起整个右（左）脚，用右（左）手掌心推高右（左）膝。吸气，发出或不发出“嗯……”的声音，放松。接下来用另一侧的掌心和膝盖重复相同动作。→以上为1回合（结束后，自然呼吸，休息一下）。

❻从内侧按压双膝：3回合

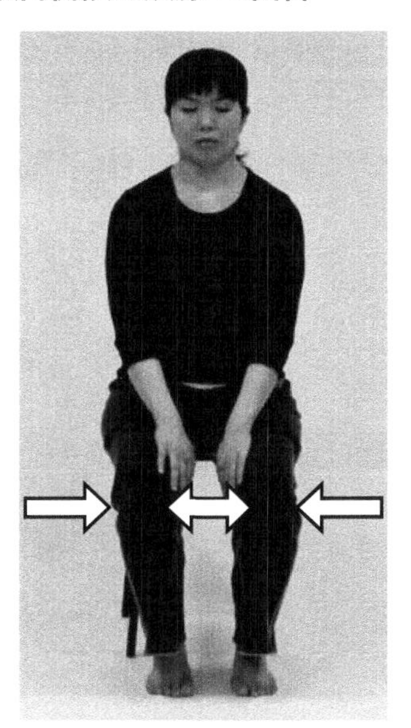

边吸气边将双掌心置于双膝内侧，发出或不发出“嗯……”的声音，互相按压。边吸气边放松，发出或不发出“嗯……”的声音，将双手掌心放回大腿上。

❼ 风箱式呼吸法（Aguni Prasarana）：10次／15次

按照1秒钟1次的比例，呼气10次。休息后再进行15次（结束后，缓慢回归正常呼吸）。

以上，我们通过图片介绍了部分瑜伽疗法习练方法。Anti-aging Yoga(抗衰老瑜伽)的视频已经上传到YouTube，URL链接如下:

https://youtu.be/s-lt9M_k2Do
（坐位　English）

https://www.yoganiketan.jp/aniageingyogaseated.html
（坐位　Japanese）

https://youtu.be/_l9PR8esA34
（立位　English）

https://www.yoganiketan.jp/antiageingyogastanding.html
（立位　Japanese）

关于具体的习练方法，请接受离您最近的经学会认证的瑜伽疗法指导师的指导。

下面，我们通过经典介绍这些健身瑜伽诸技法，让大家先来了解这些传统瑜伽的种种含义。

参考资料 2：引自 Raja Yoga(王瑜伽) 圣典：Patanjali(帕坦伽利) 大师的《Yoga Sutra/ 瑜伽经》第 2 章

第 46 节：坐法（Asana/ 体式）必须稳定、舒适。

解说 传统的瑜伽行者们居住在喜马拉雅山中人迹罕至的大地上，终生修行。我的老师 Swami Yogeshwarananda 上师也是一位传统的 Raja Yoga（王瑜伽）行者，在他的 Asana 指导中，教学的核心内容就是旨在培养可穿越无路之路、徒手攀崖、跨过无桥之河流的体格与力量的多种坐法（Asana）指导。喜马拉雅行者不教你如何摆出漂亮姿势。甚至当有人想要摆出这些漂亮的姿势时，喜马拉雅行者会向你发出警告“这个 Asana 是在干什么？这不过是杂耍、小孩子的游戏”。反复拉伸肌肉，会导致肌肉没有力量，靠着这些过分柔软、拉伸、舒缓的肌肉，是没有办法在瑜伽行者们的修行之地喜马拉雅山中生存下来的。这些杂耍体式与未继承下来的传统瑜伽 Asana 似是而非，习练这些 Asana，既不能培养出真正的瑜伽行者所拥有的躯体，也不能培养坚韧的精神。真正的坐法（Asana）是培养能够坚持打坐几个小时的体力及精力的身体和精神的强健方法。做到这些以后，才能舒适地打坐，化解各种压力。上述瑜伽疗法的各种习练方法在这些传统瑜伽的 Asana 基础上进行了一些改良，让普通人也能顺利的习练培养体力、精力的方法。同时，种种科学研究表明，这些适当的 Isometric（等长）负重传统瑜伽技法会给我们带来生长激素的增加等生理学意义上返老还童的变化。通过我们实施的脑神经领域的研究可知，不仅肌肉，连患有认知障碍症的脑神经都恢复了活力。因此，我们希望是在充分理解这些生理学上的作用机制的基础上进行瑜伽疗法的指导及习练。关于实际的习练，请接受经一般社团法人日本瑜伽疗法学会认证的瑜伽疗法指导师的指导。

第 47 节：尽量放松（Saithilya），入定（Samapatti）至无边无界（Ananta），熟练掌握坐法。

解说 打坐的目的在于冥想修行。意即，由于传统瑜伽的冥想法是精神修行法，所以不需要有对肉身的意识。因此，如果身体在强制之下处于紧张状态、打坐导致肌肉疲惫不堪、苦痛难忍，就会影响到冥想这种心灵修行。哪怕是只在禅寺做过一次禅坐的人也会明白这种体验。甚至可以说，长时间打坐过程中只有拥有足够放松的心情，达到能消除对身体觉知的境界，我们的精神才会“入定”，也就是向感受自然与“无边无界／永恒的存在”的方向迈进。为此需要做好身体上的准备。在瑜伽疗法习练中，也会进行旨在培养习练者的体力和精力的瑜伽疗法指导。

第48节：***彼时，不为两极对立（Dvandva）所害。***

解说　在习练瑜伽疗法坐法（Asana）的过程中，不会因俗世间的诸事而惑心。因为瑜伽疗法指导会帮助我们把注意力放在“此时此地”正在活动的身体的各种变化上。这样即可将自己的意识暂时从困扰我们的俗世的“二元对立”即损益、得失、喜忧、敌友、善恶等思想中抽离出来的精神状态。如上所述，传统瑜伽和瑜伽疗法习练均属于心理疗法。通过圣典《Yoga Sutra（瑜伽经）》第2章第48节可知，特别是在传统瑜伽修行中，行者们通过坐法（Asana）练习可以达到超脱于俗世的意识状态。这种习练方法是一种通过瑜伽疗法习练，能够轻松克服“过度适应”精神倾向的机制（Mechanism）。所谓“过度适应”是指过于关注自己以外的外部情况，是现代心身医学所说的心身疾病患者的性格特征之一。因此，我们对很多心身疾病患者进行了瑜伽疗法指导，显著提升了促进健康的效果。有关这些病例的报告，参见一般社团法人日本瑜伽疗法学会发行的学术杂志。

第49节：***坐法熟练后，进行停止吸气（Svasa）和呼气（Prasvasa）动作的调息法练习。***

解说　八支（Ashtanga）瑜伽中，坐法（Asana）之后，是调息法（Pranayama）的练习。因为调息法是比坐法更微妙的修行方法。之所以这么说，是因为与坐法主要负责肌肉不同，调息法作为呼吸控制法与控制身体活动的自律神经系有关，类似于身体与心灵之间的“桥梁”。在瑜伽疗法中，可自如操控呼气和吸气的调息法，是一种不仅能自如地控制自律神经，而且会对与自律神经密切相关而发挥作用的内分泌系统和免疫系统功能产生各种影响的瑜伽疗法技法。尤其对于心身平衡功能有障碍的习练者，事实证明，只要在作出合理 Assessment / 评估的基础上重复进行合理的瑜伽疗法指导，即可获得各种促进健康的效果。通过调息法指导，有望取得与西医擅长的药物疗法或手术疗法不同层面的促进健康的效果。我们在气能鞘部分简单介绍了一些有关瑜伽疗法的调息法练习与生理变化方面的医学研究，可供参考。

参考资料3：引自Hatha Yoga(哈他瑜伽)圣典：Suvatomarama(斯瓦特玛拉摩)大师所著的圣典《Hatha Yoga Pradipika/哈他瑜伽之光》

＜第1章　Asana(体式)＞

第17节：***Asana是哈他瑜伽的第一部分，因此放在最开始进行解说。要想获得心身强健、无病、手脚轻快等效果，最好练习Asana。***

解说　据说本书之Hatha Yoga(哈他瑜伽)圣典编著于15世纪前后。作者认为，练习传统瑜伽中的肉体修行法部分即哈他瑜伽，能够达到“心身强健、无病、手脚轻快”的效果。自古以来的瑜伽行者们通过自身的体验也认识到，身体层面的瑜伽习练方法是一种促进健康的方法。现在人们已经了解了该习练效果在医学/心理学上的奏效机制。本人自上世纪七十年代起也曾经在喜马拉雅山中和这些瑜伽行者们一起走过无路之路。据我所知，脚穿布鞋甚至塑料人字拖却像风一样穿梭在山野、冰河上的瑜伽行者们的身影，正与本节中的描述相合。瑜伽疗法对这些孕育于喜马拉雅山中的、传统的强身健体的法门取其精髓，进行了改良，以便于指导普通人进行练习。若非如此，普通瑜伽不免沦为儿童游戏或杂耍般的境地。

第67节：***各种Asana、Kumbhaka(屏住呼吸的调息法)以及其他各种卓越的习练方法等，所有的Hatha Yoga(哈他瑜伽)修行必须坚持进行，直到能够开始Raja Yoga(王瑜伽)练习。***

解说　本节提到了身体层面的瑜伽习练方法即Asana以及其他各种习练方法，并说明这些都是Raja Yoga(王瑜伽)修行的基础修行。该Raja Yoga(王瑜伽)又名“八支瑜伽/Ashtanga Yoga”，作为基础修行的Raja Yoga(王瑜伽)修行包括5种Bahiranga Yoga(外在瑜伽)，即1. Yama(制戒)；2. Niyama(内制)；3. Asana(体式)；4. Pranayama(调息法)；5. Pratyahara(制感)。接下来的修行方法包括3种Antharanga Yoga（内在瑜伽），即6. Dharana（专注）；7. Dhyana（沉默，冥想，禅娜）；8. Samadhi（入定）。本节指的是内支瑜伽的各种习练方法。瑜伽疗法指导中也认为，6～8支的习练能够发挥统御心身的伟大能量。传统上这 3 种内修瑜伽技法称为“综制 / 自我整合”，受到特别重视。瑜伽疗法指导师尝试运用这些综制技法改变学员 / 委托者的思维。印度有一句谚语说“思维决定心态，心态决定行为，行为决定习惯，习惯决定性格，性格决定命运”，充分体现了“思维改变人生”。希望本书读者从瑜伽疗法习练开始，磨练人格，改变命运。

1.4.2. 食物鞘的瑜伽疗法 Instruction（YTI）/ 指导法的实践

食物鞘的 Isometric 等长（有・无负重 / Slow training 慢速无氧训练）负重 Breathing Exercise，Sukshma Vyayama、Asana（Isometric Breathing 有・无负重）指导法

- Isometric Breathing Exercise 的实践
- Isometric Sukshma Vyayama 的实践

下面将介绍多种习练方法的部分具体内容。为了帮助日本 311 大地震受灾者恢复身体和心理健康，本 Isometric Yoga（等长瑜伽）的资料也在东北地区一带有免费发放。

Isometric Yoga (等长瑜伽)习练

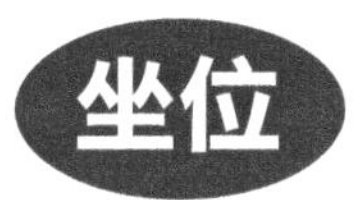

❶ 感受自然呼吸

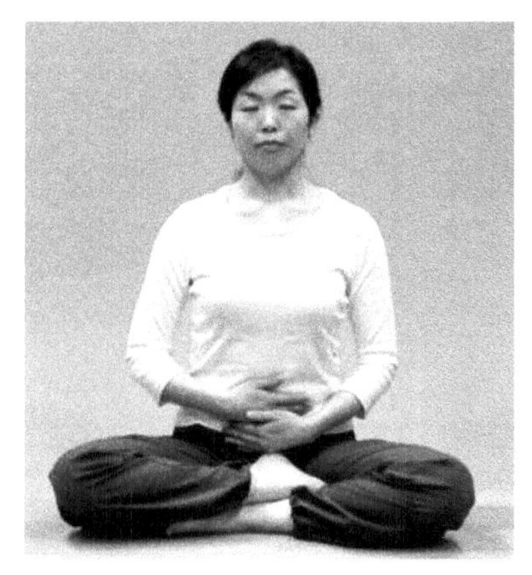

重复10次腹式呼吸。将手心放在腹部，感受自然的呼吸。

❷ 坐位扭转：左右各两次；有声和无声

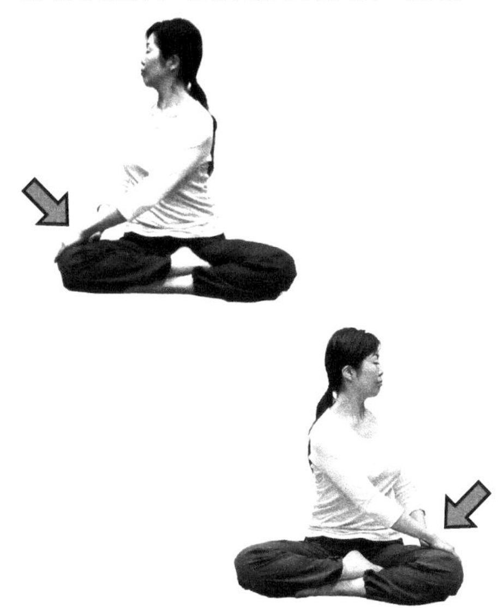

边吸气边将双手置于右大腿（左大腿）的外侧，前臂、整个腿部用力，发出或不发出“呜……”的声音，脊柱扭转、前臂和腿部互相按压。

❸ 坐位拉伸脚趾：左右各两次；有声和无声

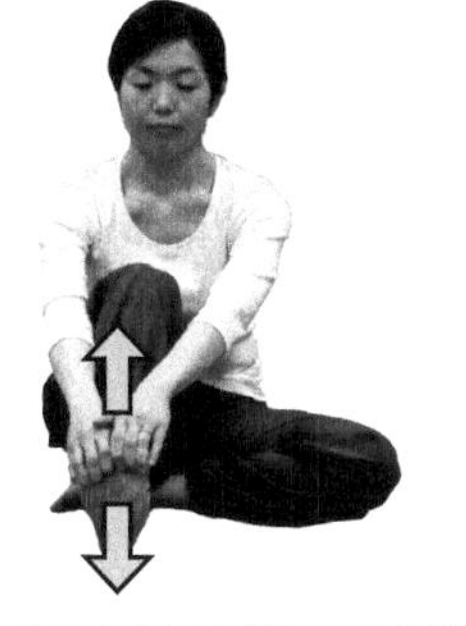

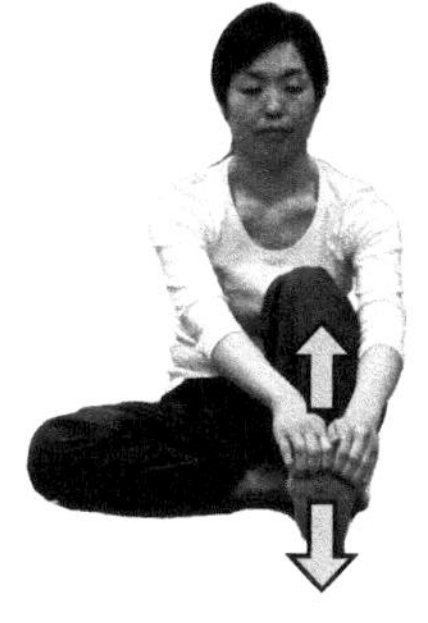

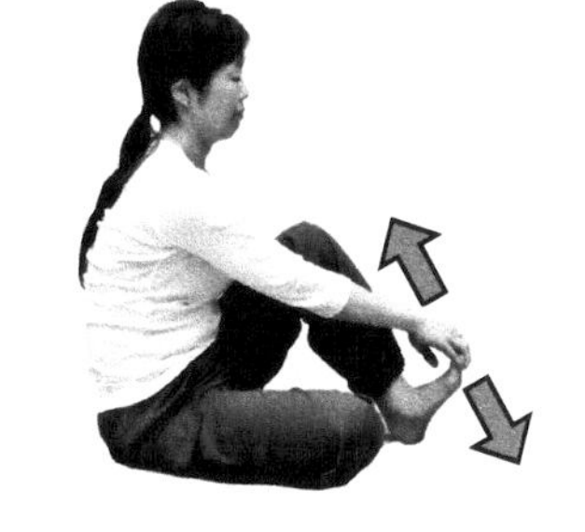

弯曲右膝（左膝），握住脚趾，发出或不发出“呜……”的声音，用力提起脚趾，用力互相按压使脚趾慢慢接触地面。

❹ 坐位按压脚趾：左右各两次；有声和无声

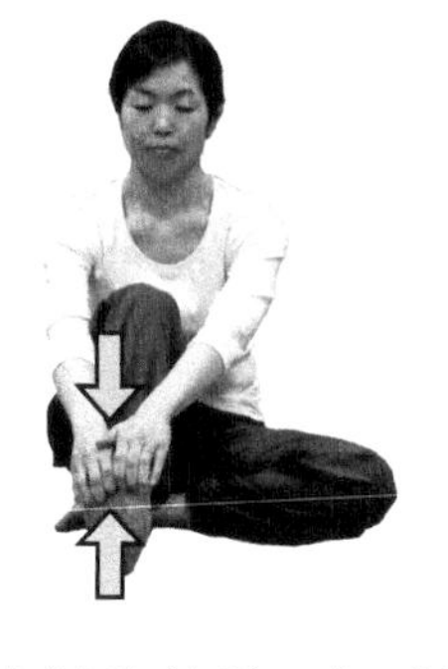
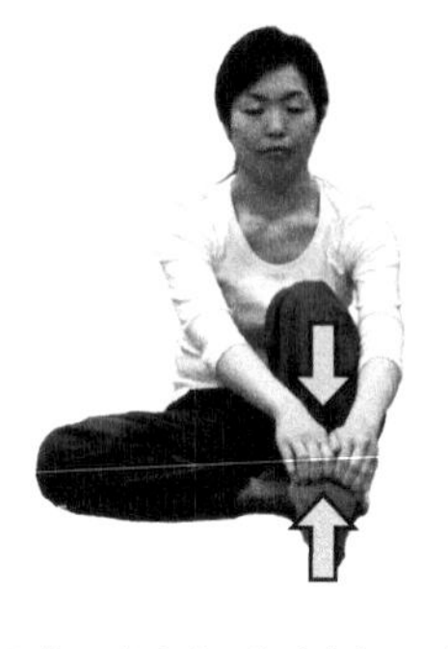
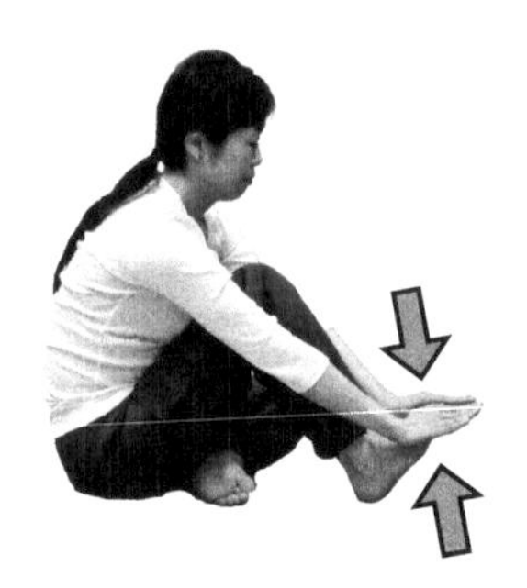

弯曲右膝（左膝），将双掌心置于足背，发出或不发出“呜……”的声音，使足背和双手互相按压。

❺ 从外侧按压双膝：有声2次　无声2次

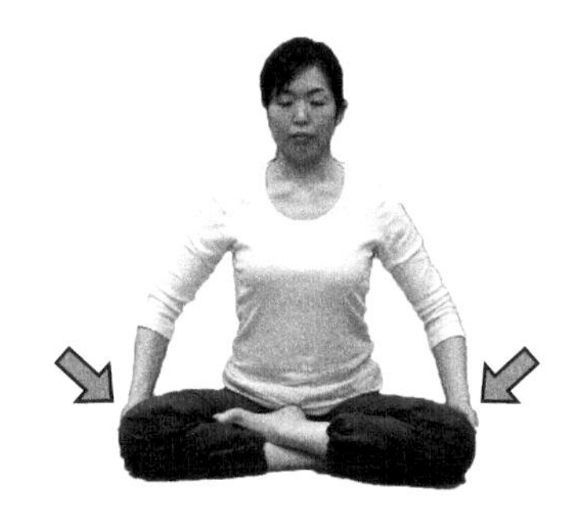

将双掌心置于双腿大腿的外侧，发出或不发出“呜……”的声音，大腿与双掌心互相按压，双手向前按压大腿。

❻ 双膝提拉：有声2次　无声2次

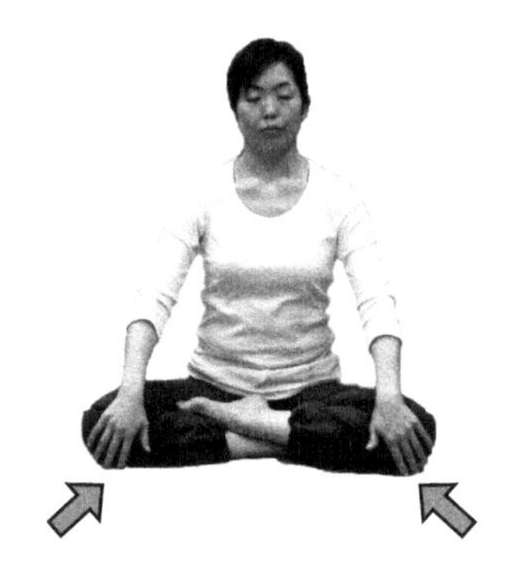

将双掌心放在双膝上，发出或不发出“呜……”的声音，双掌心与膝部互相按压，以提拉双膝。

⑦ 坐位按压腰部：有声2次　无声2次

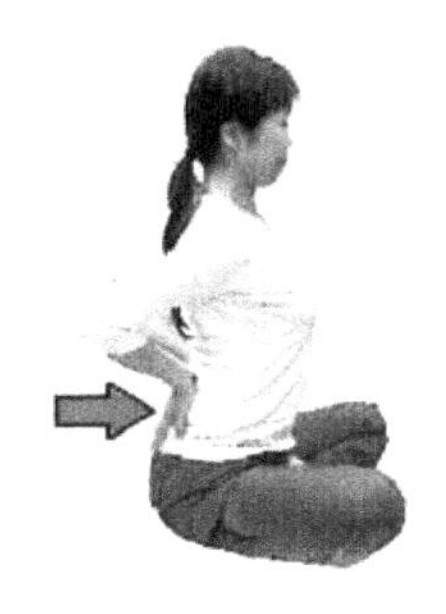

双臂转到背后，双掌心置于腰间，发出或不发出“呜……”的声音，腰部与掌心互相按压。

⑧ 脑后部按压手掌：有声2次　无声2次

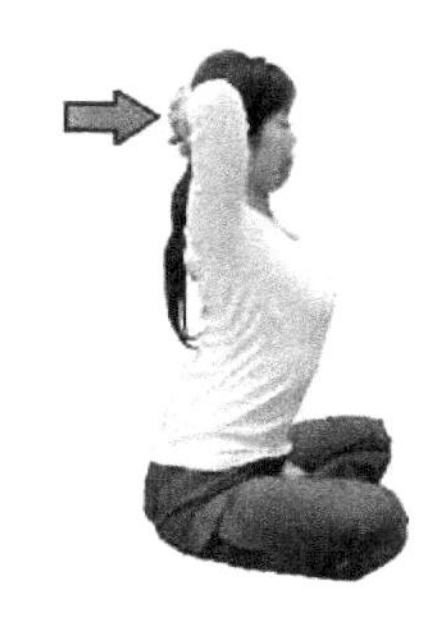

双臂转到背后，双掌心置于脑后部，发出或不发出“呜……”的声音，脑后部和掌心互相按压。

⑨ “观心冥想”：2分钟

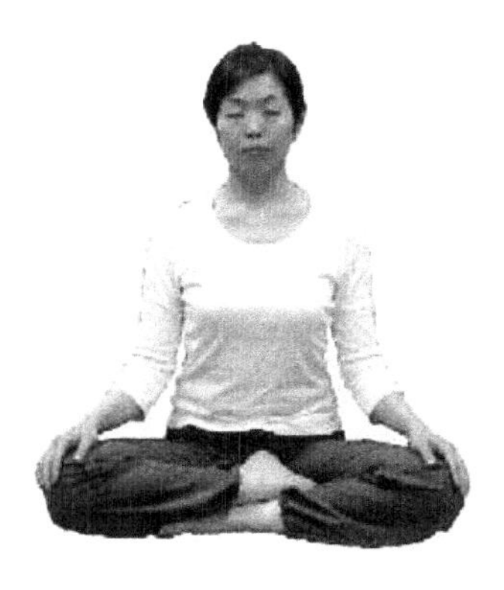

静静地闭目而坐。此时内心出现什么想法，就在心里对自己说：“现在，我看见了这样的想法……”。如果心里什么都没有，就在心里对自己说：“现在，我没有任何想法……”。这是一种只是观察心头浮现又消逝的各种想法的心的锻炼方法。

⑩腹式呼吸：5次

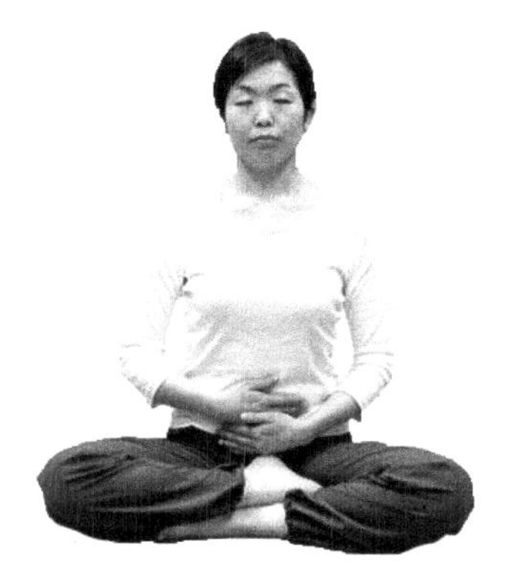

双鼻腔吸气，腹部鼓起，边发出“呜……”的声音边吐气。

以上习练方法的实践视频链接如下。具体的习练方法请接受离您最近的经学会认证的瑜伽疗法指导师的指导。

https://youtu.be/Ob7ZfQaQsmQ

Isometric Yoga (等长瑜伽)习练 仰卧位

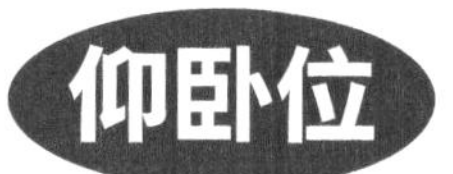

❶ 感受自然呼吸

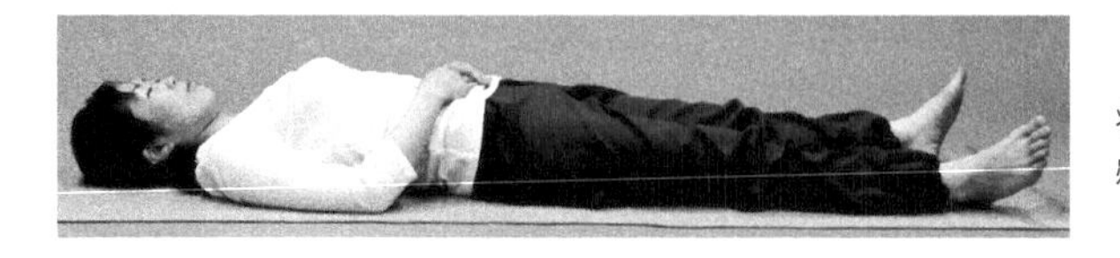

将手心放在腹部，
感受自然的呼吸。

❷ 仰卧位扭转：左右各两次；有声和无声

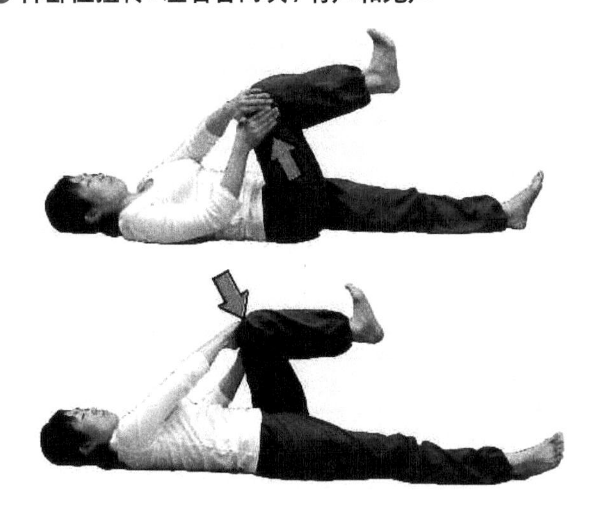

弯曲右侧（左侧）膝盖，踮起脚使双手能接触到膝盖。将双掌心置于右膝（左膝）的外侧，发出或不发出“呜……”的声音，膝盖向外侧打开，双手往内侧推膝部，互相按压。

❸ 仰卧位按压膝盖：左右各两次；有声和无声

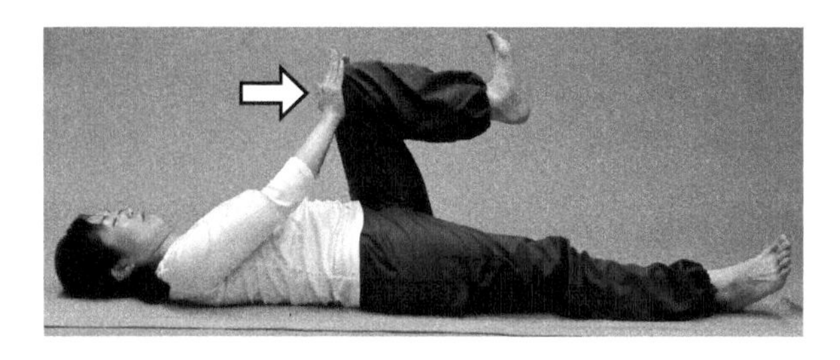

弯曲右侧（左侧）膝盖，踮起脚使双手能接触到膝盖。双掌心置于右脚（左脚）的前面，发出或不发出“呜……”的声音，弯曲膝盖，双手向回推，互相按压。

❹ 仰卧位脚后跟与地面互相按压：各2次，有声和无声

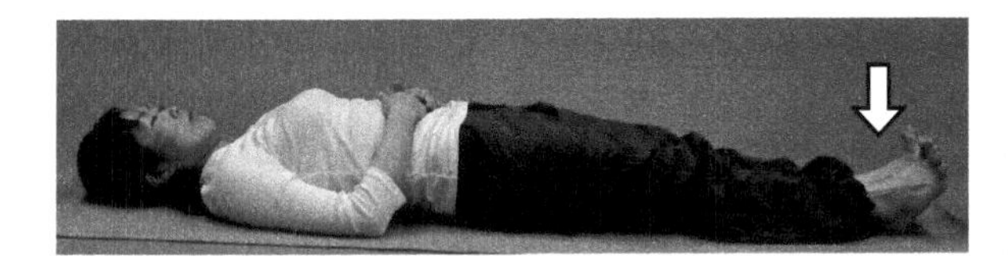

双脚脚尖直立，脚趾张开。发出或不发出“呜……”的声音，用脚后跟按压地面。

❺ 仰卧位双肘与地面互相按压：各2次，有声和无声

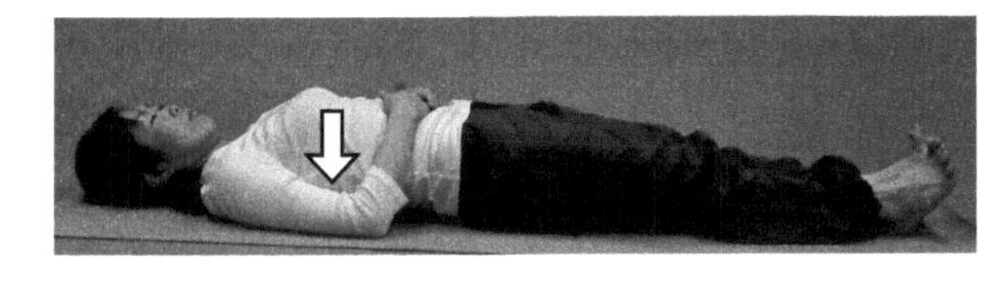

发出或不发出“呜……”的声音，双肘按压地面。

❻ 仰卧位提腰：各2次，有声和无声

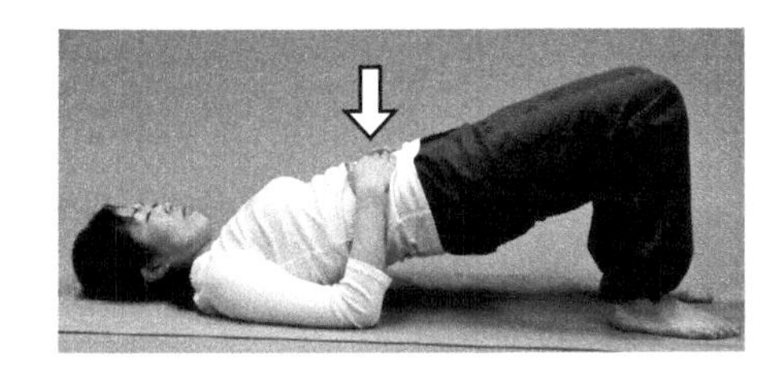

缓慢地边吸气边弯曲双膝，双脚和肩膀支撑腰部向上抬起，抬至最高处时，收紧肛门部位，发出或不发出“呜……”的声音，呼气，腰部回落。

❼ “观心冥想”：2分钟

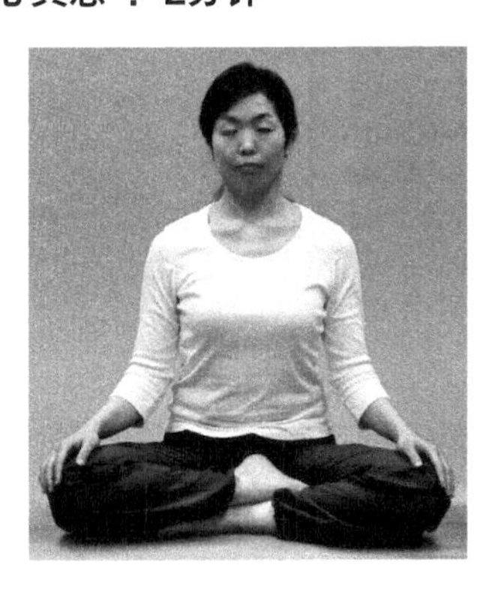

静静地闭目而坐。此时内心出现什么想法，就在心里对自己说：“现在，我看见了这样的想法……”。如果心里什么都没有，就在心里对自己说：“现在，我没有任何想法……”。这是一种只是观察心头浮现又消逝的各种想法的心的锻炼方法。

❽ 腹式呼吸

双鼻腔吸气，腹部鼓起，边发出“呜……”的声音边吐气。

以上习练方法的实践视频链接如下。具体的习练方法请接受离您最近的经学会认证的瑜伽疗法指导师的指导。

https://youtu.be/WlT3VdCBNMs

（英文版）

1.4.3. 食物鞘的瑜伽疗法 Instruction（YTI）/指导法的实践

食物鞘的 Isotonic（等张）指导法

我们 Yoga Niketan 的传统可以一直追溯到圣师 Atmananda 大师。据说圣师 Atmananda 大师在西藏的圣山冈仁波齐还要往西 80 公里的圣地提大浦里生活了 2 ～ 3 百年。圣地提大浦里是海拔高达 4500 米的高原，要在此地生存需要极强的心肺功能。下面要介绍的 Isotonic Yoga（等张瑜伽）习练方法就是用来提高心肺功能的。尽管已经做了一些修改以适用于瑜伽疗法，但是中老年人仍然不宜仓促挑战这种习练方法，否则可能会引发各种不适。

● Isotonic Yoga（等张瑜伽）习练　（健康 40 岁瑜伽疗法方案）

下面是为 2016 年 4 月发生的熊本、大分地区大地震的受灾者开发的、免费发放的瑜伽疗法方案中的部分内容。这是一项面向 30-40 岁习练者的提高心肺功能的瑜伽疗法方案。

健康40岁瑜伽疗法方案

❶ 左右交互抬腿Isotonic(等张)运动

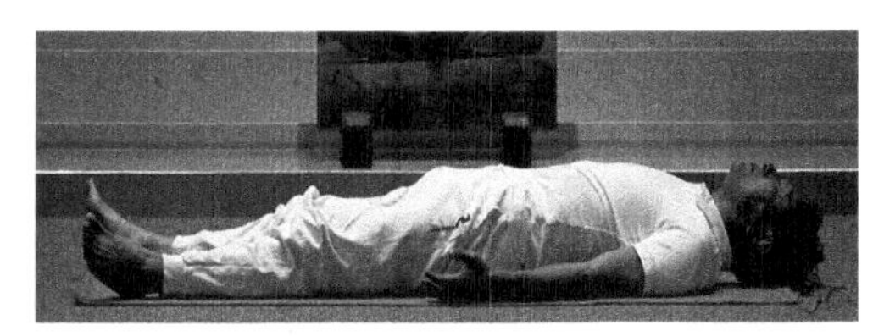

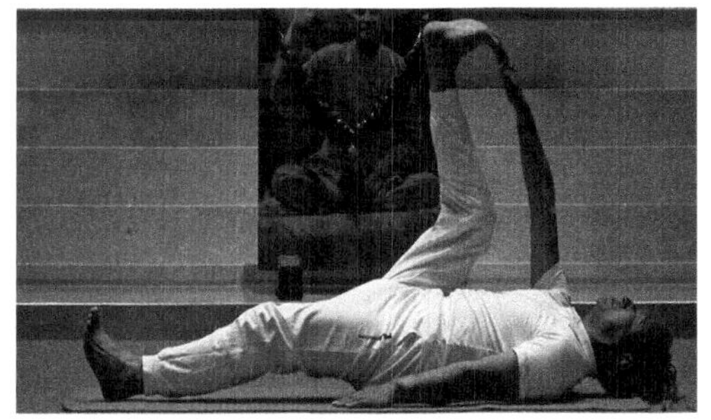

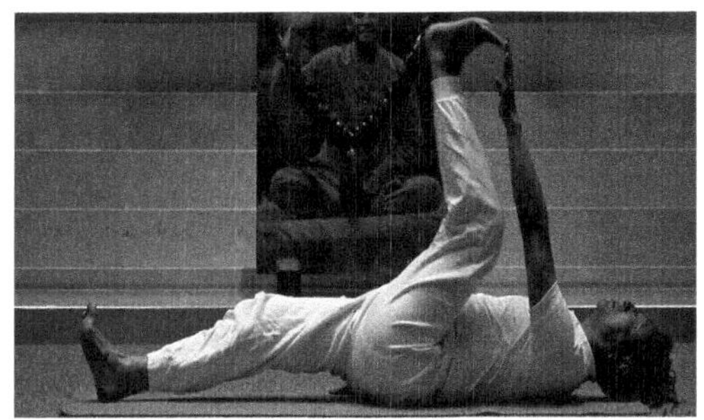

双腿并拢、双手在身体两侧，吸气：抬右腿、右手，呼气：接触后返回。下一次吸气：抬起左手和左腿，呼气：接触后返回。共进行10次。结束后，自然呼吸，休息一下。

❷ 左右双手双腿抬起Isotonic(等张)运动

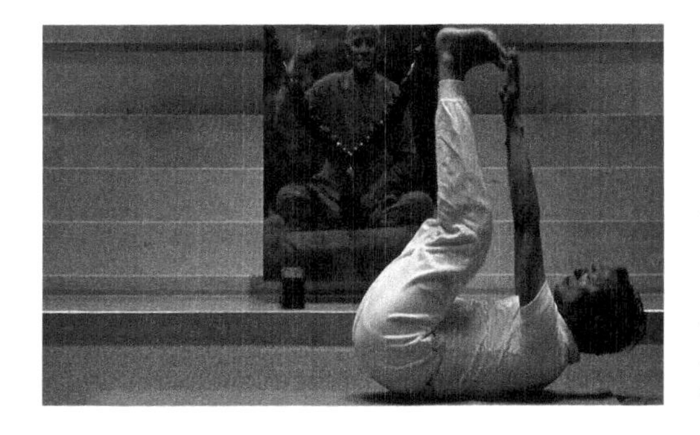

双脚并拢，双臂置于头顶上方。
吸气：头部稍稍抬起，双手掌心同时接触双足尖，呼气：接触后返回。吸气：双手接触脚趾后，呼气：返回。
此动作重复10次。
结束后，自然呼吸，休息一下。

❸ 腰部抬起状态下的双腿抬起Isotonic(等张)运动

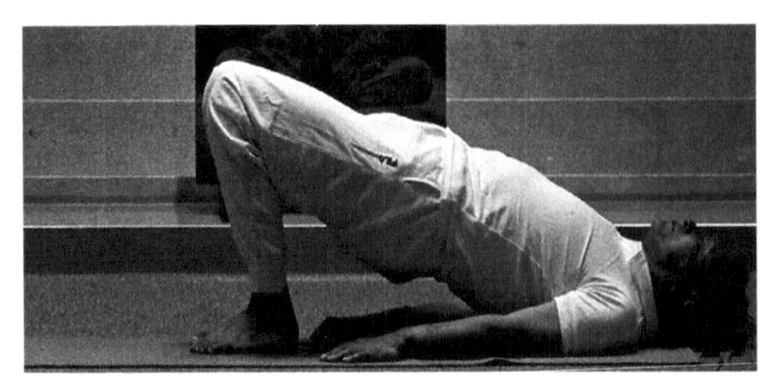

两侧膝盖屈膝，脚掌踩住地面支撑臀部离开地面。吸气：向上抬起左腿，呼气：放下。
然后吸气：抬起右腿，呼气：放下。
此动作重复10次。
结束后，自然呼吸，休息一下。

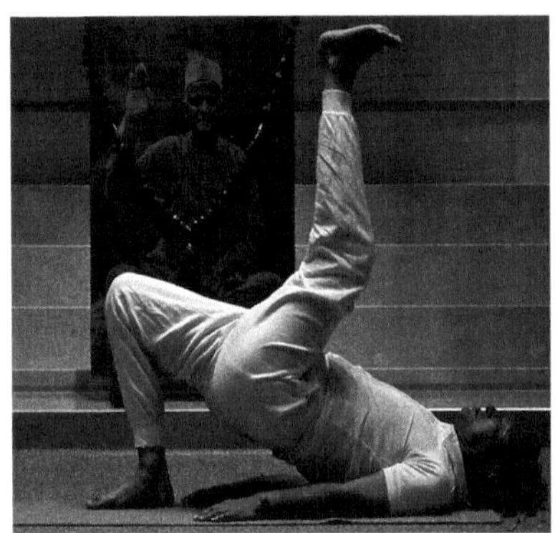

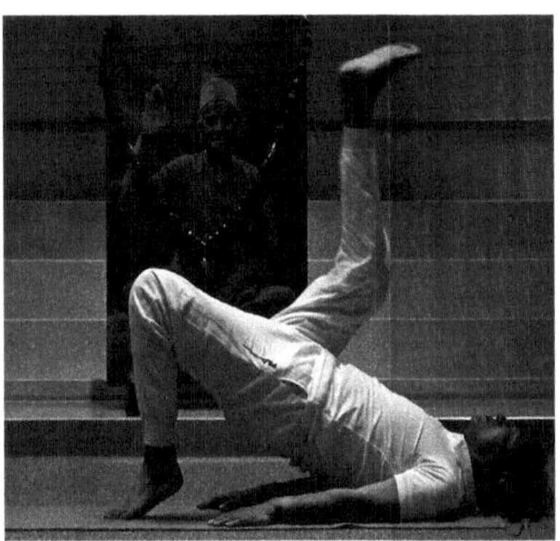

❹ 膝盖向左右倒下的Isotonic(等张)运动

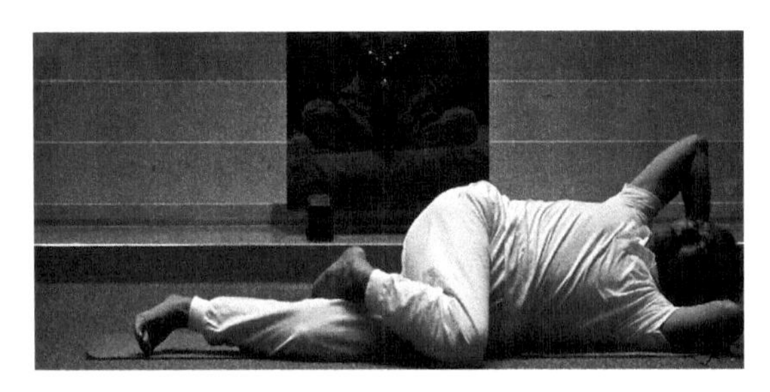

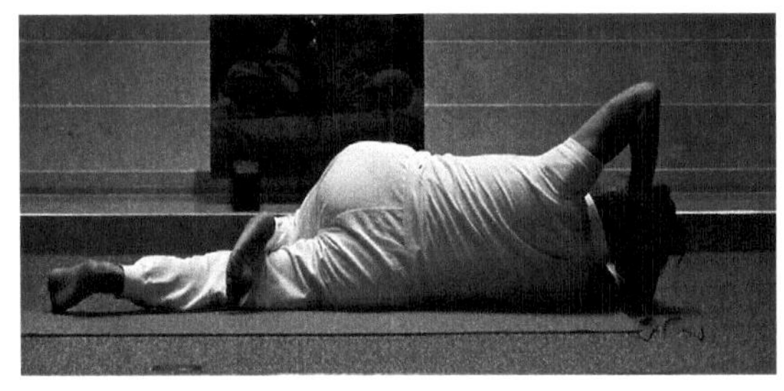

双手手指交叉，置于脑后，吸气：右腿屈膝，呼气：右膝向左侧倒并扭转身体，膝盖接触到地面后，吸气：右膝回正，向右侧倒。此动作重复10次。
右腿练习后，左腿重复同样的动作。
结束后，自然呼吸，休息一下。

❺ 抬双手双脚扭转上半身的Isotonic(等张)运动

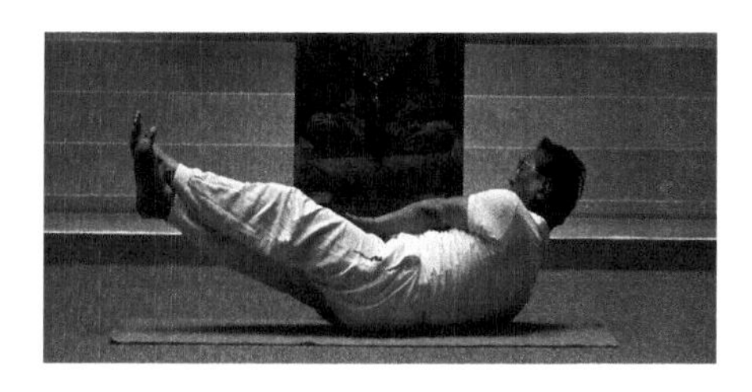
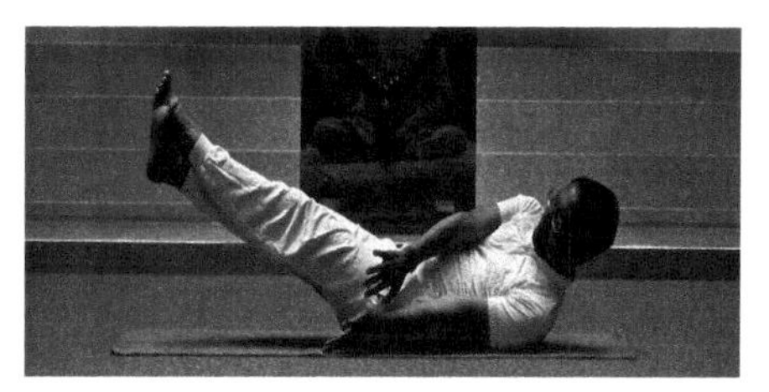

左右脚踝上下重叠，同时抬起双腿，吸气：上半身抬起，使双腿离开地面，同时上半身向右转，呼气：返回。吸气：再次抬起双腿，抬起上半身向左转，呼气：返回。此动作重复5次。（请注意：下巴靠近锁骨，保护颈部）
交换双脚脚踝重叠方式，重复5次。
结束后，自然呼吸，休息一下。

❻ 排气姿势Isotonic(等张)运动

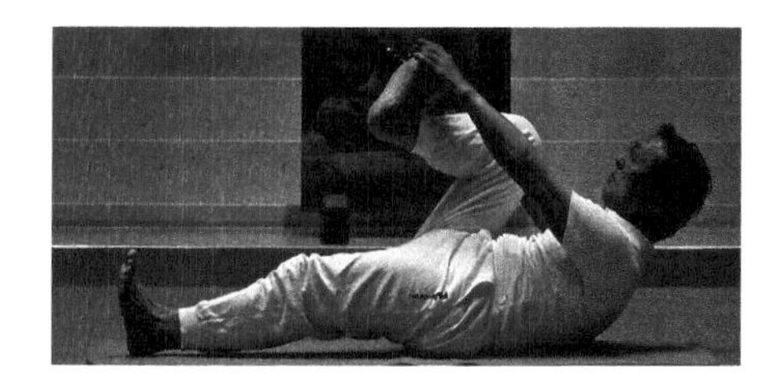
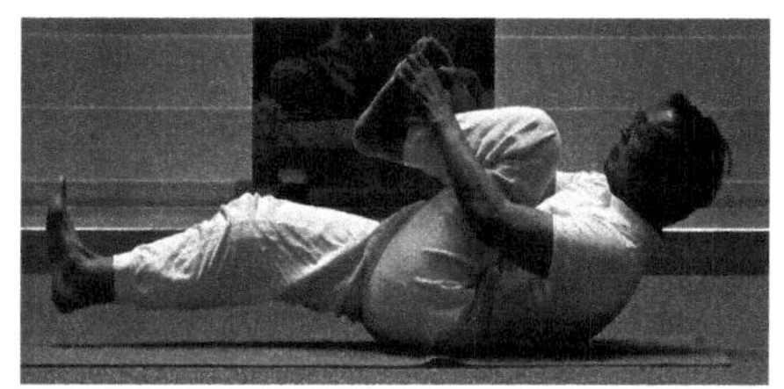

双手牵拉右脚尖，吸气：抬头，呼气：松手，恢复原位。
左边进行同样的动作，双手牵拉左脚尖，吸气：抬头，呼气：松手返回。
此动作重复5遍。
结束后，自然呼吸，休息一下。

❼ 上半身抬起环抱双腿Isotonic(等张)运动

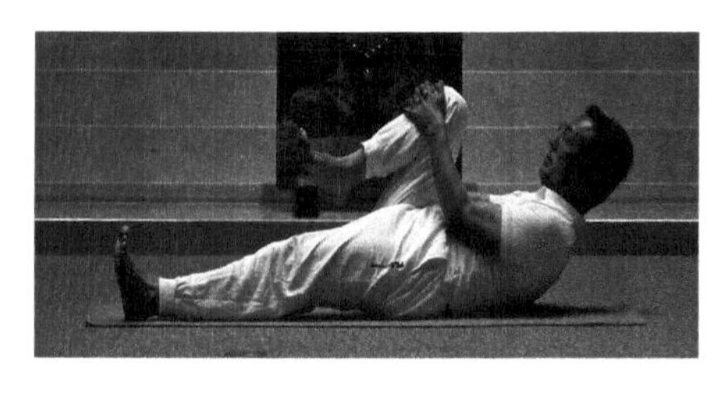
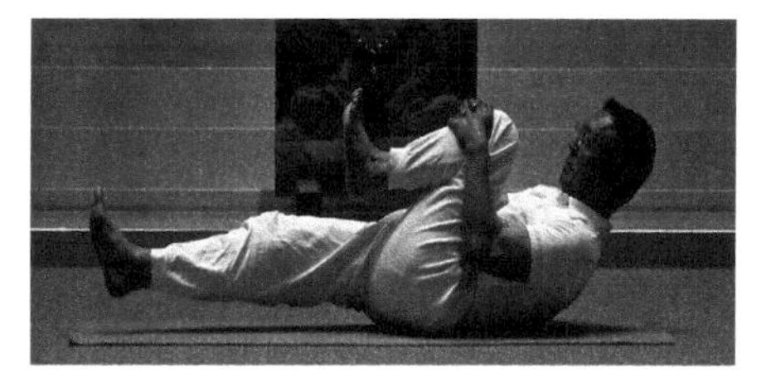

双手抱住右膝，吸气：尽量用上半身去靠近，呼气：松开，返回。
左边进行同样的动作，吸气：尽量用上半身去靠近左腿，呼气：松开，返回。
此动作重复5次。
两边进行同样的动作，牵拉脚趾后返回。
结束后，自然呼吸，休息一下。

❽ 双腿抬起左右交互交叉的Isotonic(等张)运动

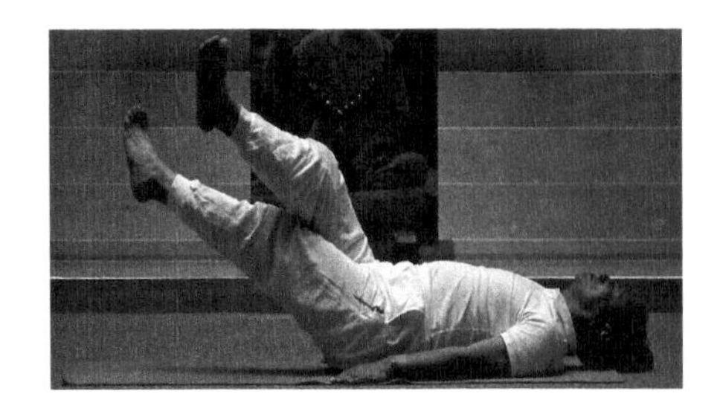
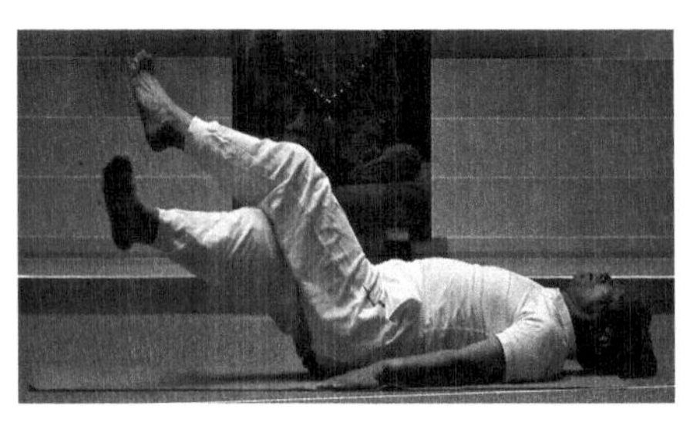

双脚并拢后，向斜上方30° ～45° 之间抬起双腿，左右腿交叉，吸气：替换左右腿的交叉方向，交叉；呼气：再替换，再交叉。此动作重复10次。结束后，自然呼吸，休息一下。

❾ 双腿抬起交互上下摆动的Isotonic(等张)运动

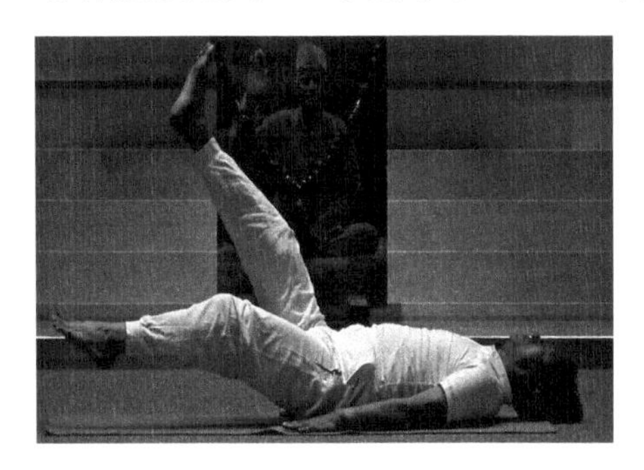
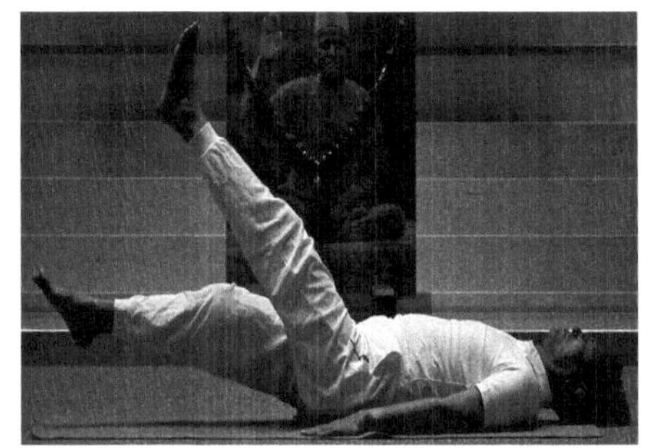

双腿并拢，双腿交互上下摆动。

❿ 双腿同时抬起并大幅摆动的Isotonic(等张)运动

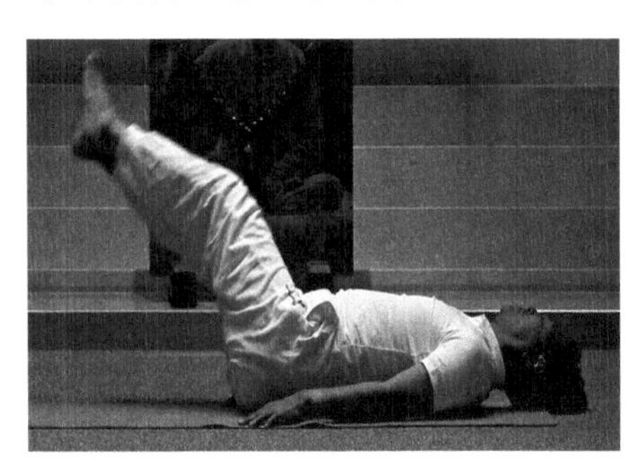
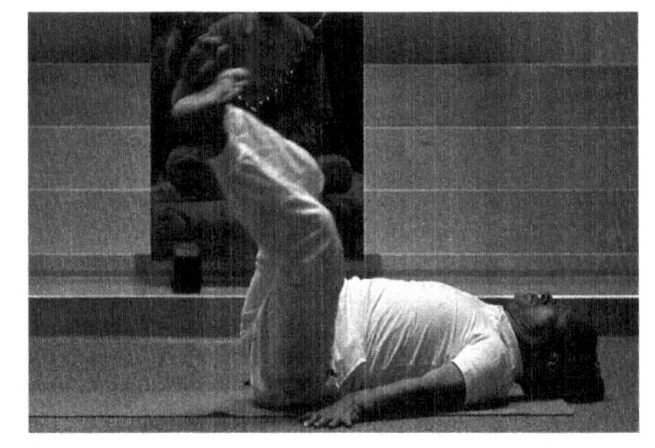

双脚足尖并齐，以双腿大腿根为转轴配合呼吸顺时针旋转5圈。
结束后配合呼吸逆时针旋转。结束后，自然呼吸，休息一下。

⑪ 双膝屈伸Isotonic(等张)运动

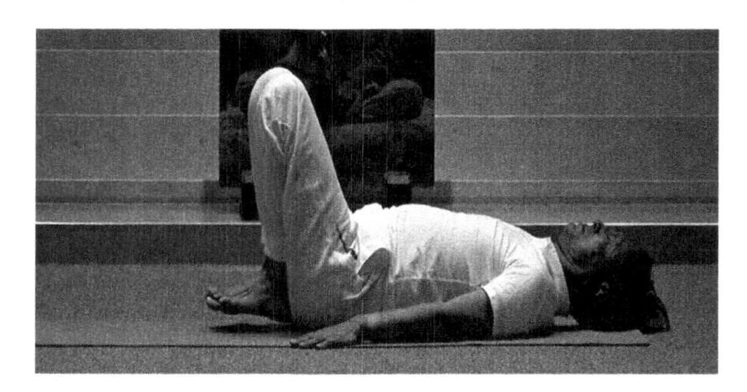

双膝弯曲，呼气：用脚后跟击打臀部，吸气：伸展。重复弯曲、击打、伸展的动作。
结束后腿放平，自然呼吸，休息一下。

⑫ 左右交互按压大腿部收回的Isotonic(等张)运动

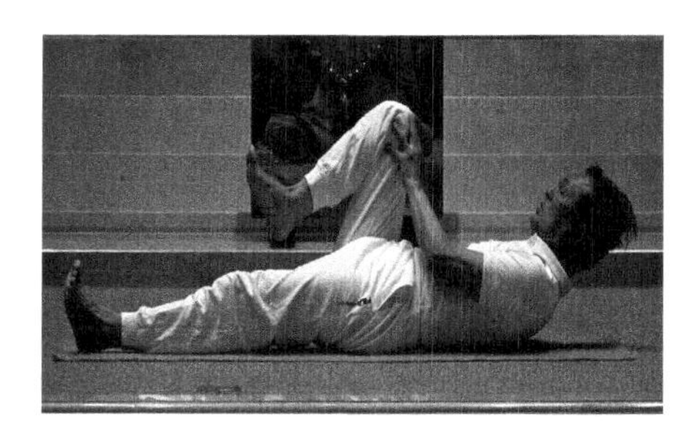

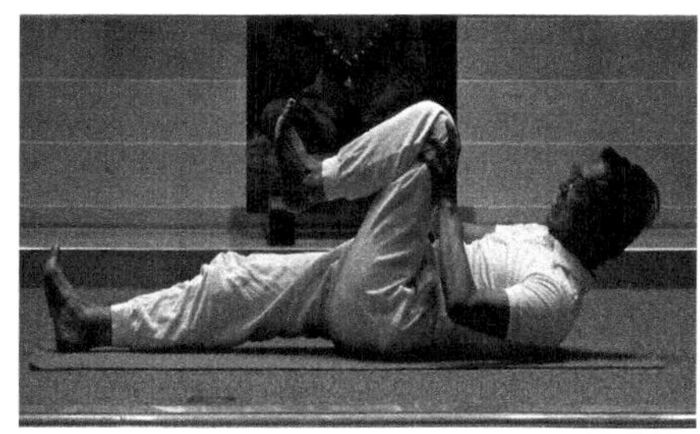

屈右膝，吸气：右脚离开地面，尽量贴近胸前，上半身抬起，呼气：用手心压住大腿推回原位。

然后，吸气：抬起左腿，呼气：推回左大腿。
此动作重复5遍。结束后，自然呼吸，休息一下。

⑬ 手脚负重后仰Isotonic(等张)运动

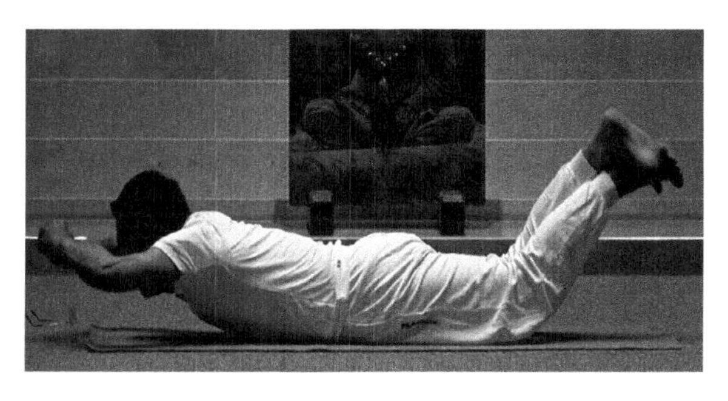

俯卧在地，双脚重叠，双手向前伸。下巴抵住地面。
微弯曲手肘，左手握拳，右手掌握住左手腕。
保持上下重叠的姿势抬起脚踝，同时抬起双手，呼气：放下。此动作重复10次。练习后，分别变换手和脚的重叠位置。
结束后，自然呼吸，休息一下。

⑭ 双膝接触地面、上半身向后仰的Isotonic(等张)运动

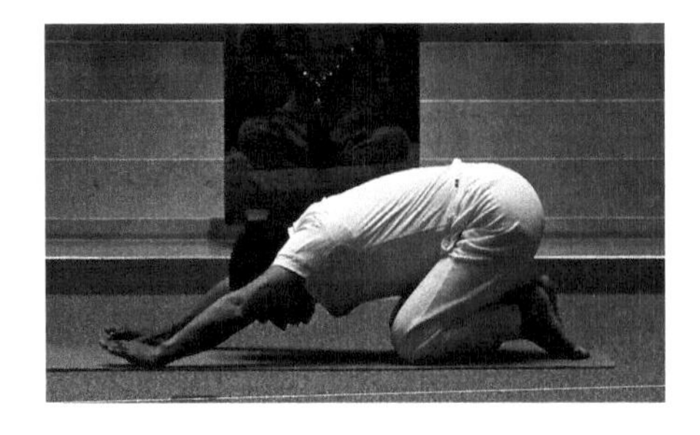

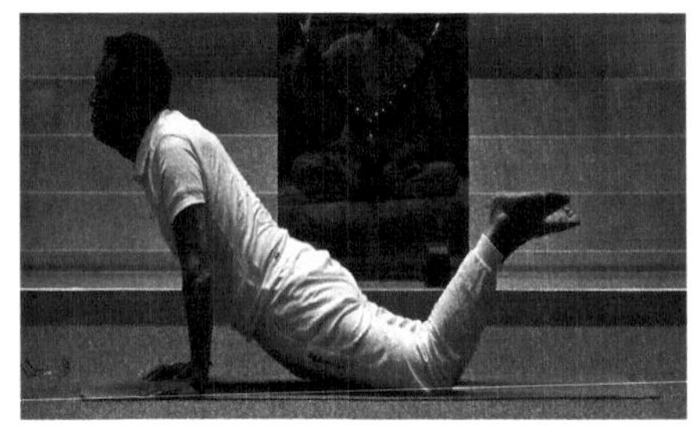

四肢着地，双膝跪地接触地面。吸气：屈手肘臀部向前推，身体向前伸出且后仰。呼气：身体回归原位。此动作重复20次。
结束后，自然呼吸，休息一下。

⑮ 手脚不负重后仰Isotonic(等张)运动

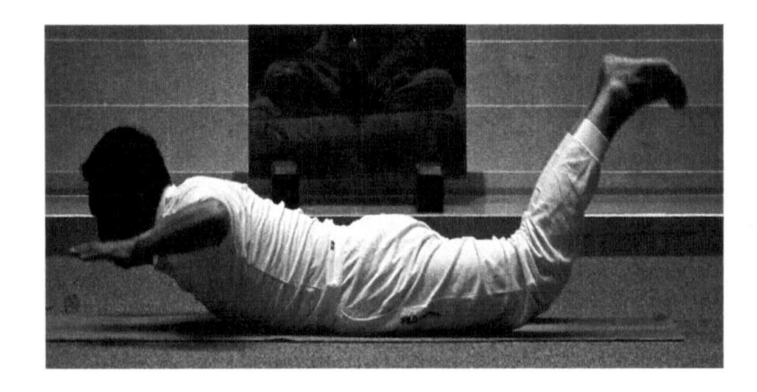

俯卧，双脚稍微打开，脚趾伸直。弯曲双臂，双掌心置于头部左右两侧的地面。
吸气：双脚和双手抬起，呼气：放下。此动作重复10次。结束后，自然呼吸，休息一下。

⑯ 从四肢着地到双腿同时前后运动的Isotonic(等张)运动

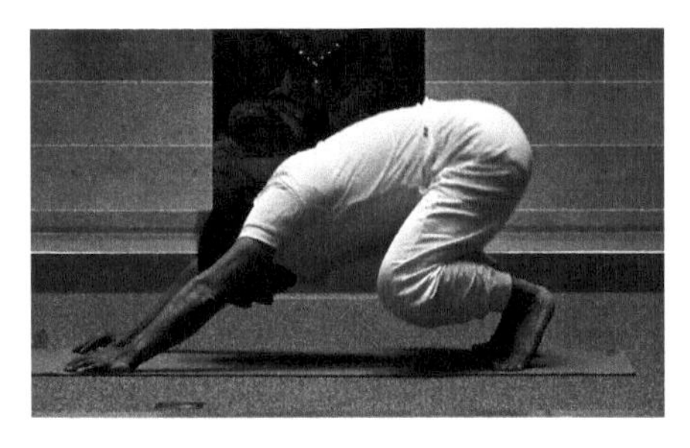

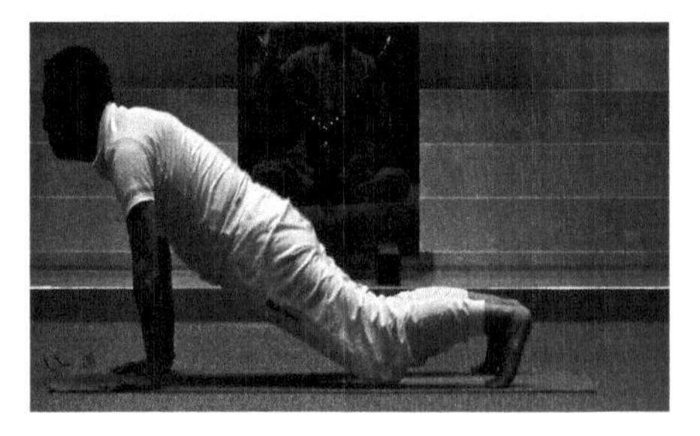

从下蹲姿势到四肢着地，膝盖不接触地面，仅脚趾与掌心着地，吸气：身体带动臀部向前推，上半身向前伸出，后仰。呼气：身体回归原位。
此动作重复10次。
结束后双腿盘坐，自然呼吸，休息一下。

⑰ 从四肢着地到双脚交互向前迈出的Isotonic(等张)运动

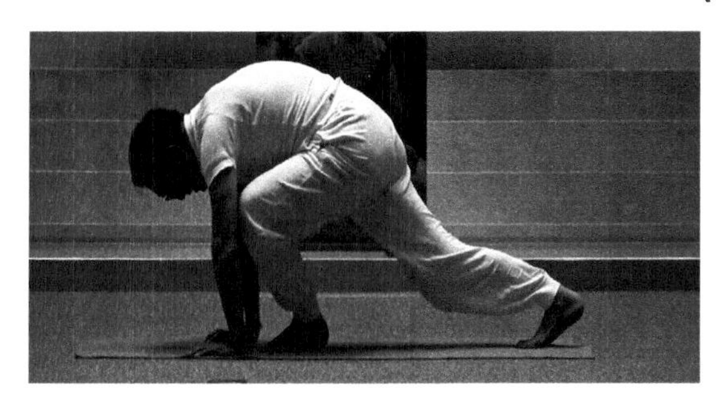

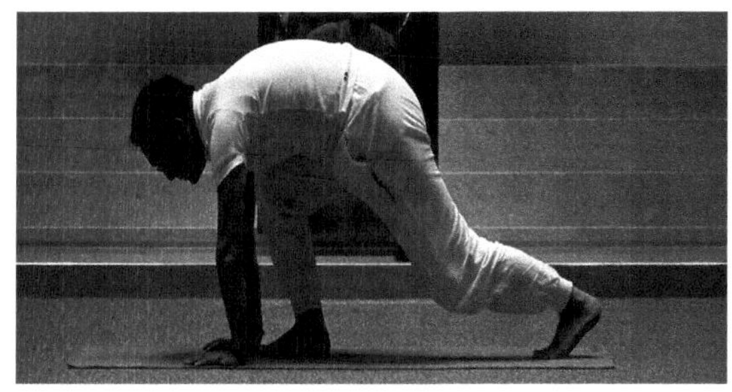

双手掌置于身体前方的地面上。
吸气：右脚向前，跨到双手掌之间的位置。
呼气：撤回，轻跃，使左右脚交替，重复。
此动作重复10次。
结束后，自然呼吸，休息一下。

⑱ 内观冥想

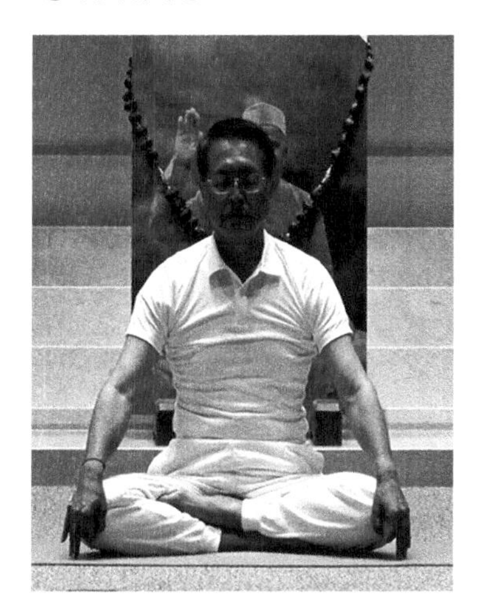

我们的人生中需要注意的是①人际关系和②经济问题。客观地看待你的人际关系，不要评价它的好坏。将截至目前的自己的人生每3年划分成一个区间，审视自己人际关系上存在的问题，弄清楚自己与他人的交往是否顺利？有没有把关系搞砸？在这段人际关系中自己是如何对待他人的？

以上习练方法的实践视频链接如下。具体的练习方法请接受离您最近的经学会认证的瑜伽疗法指导师的指导。

https://youtu.be/Nr9_HPBa0p0　（日文版）

1.5 避免和预防食物鞘层面的意外伤害和不良反应的心得

习练时请参考以下注意事项:

1.5.1. 3 种习练方法的确立

一般社团法人日本瑜伽疗法学会自 1987 年起与总部位于印度班加罗尔市的 Swami Vivekananda 瑜伽研究所 / 瑜伽大学院大学开展合作至今。在此期间，我们将指导学员 / 委托者在活动身体的四肢运动的基础上结合呼吸的 Breathing Exercise（呼吸运动）应用到了应对心身疾病和精神疾病的心理疗法上。此外，我们进行了有关一边有声 / 无声地发出“啊”“呜”“嗯”声边施加静止 Isometric 负重的习练方法和边施加 Isometric 负重边活动四肢的慢速无氧训练的指导。而且，我们还确立了可以分为以下 3 类的习练方法: 1.Isometric 无负重 Breathing Exercise；2. 静止 Isometric 有负重 Breathing Exercise；3. 动态 Isometric 有负重 Slow Training Breathing Exercise(慢速无氧训练负重呼吸运动)。

1.5.2. 注意 Isometric(等长) 负重的强度

初学者一般应从配合动作的、在 Isometric 负重下进行 Slow Training Breathing Exercise(慢速无氧训练的呼吸运动) 开始习练。这是因为配合动作更容易让初学者集中精力。如果不注意 Isometric 负重的强度，可能引发意外伤害和不良反应。因此最好选择跟随合适的指导者进行习练，而不要一个人随意开始习练。尤其是老年人可能并不能清晰地认识到自身最大力量的 1/2、1/3、1/4 之间的区别，需要经常提醒他们使用最大力量进行 Isometric 负重的风险。因此，请务必在经一般社团法人日本瑜伽疗法学会认证的瑜伽疗法指导师的指导下开始练习。此外，需要引起注意的是，Isometric Breathing Exercise(等长呼吸运动) 等名称已经在日本特许厅注册了商标，请勿随意进行指导 / 使用。

1.5.3 感受肌肉紧张 / 松弛之落差的习练的必要性

进行 Isometric Slow Training 负重 Breathing Exercise / Sukshma Vyayama 习练的，为了能在习练时清楚地感受肌肉紧张 / 松弛的落差，希望您能够做到 1 个人练习。

1.5.4 发声的变化

习练时区别使用发出或不发出“啊”“呜”“嗯”的声音。开始练习时是“啊”声，以后又逐渐从“呜”声变成“嗯”声。发出“嗯”声是“脑训练”的最好的习练方法，能直接刺激暴露在空气中的脑嗅觉神经，希望您能认识到这一点。

1.5.5 感受呼气长度的不同

在发出“啊”“呜”“嗯”的声音的习练中，呼气时间的增长代表体内的免疫系统、内分泌系统的功能改善，希望您习练时能充分理解这一点。

1.5.6 感受肌肉的紧张 / 松弛

要感受肌肉的紧张 / 松弛，Isometric Slow Training Breathing Exercise(等长慢速无氧训练)最好理解，然后是静止 Isometric 负重习练法，最后是无负重习练法。希望您在习练时能够感受到细微的变化。

1.5.7 感受 Isometric 有负重的习练带来的内在变化

关于 Isometric 负重的方法，请务必接受经认证的瑜伽疗法指导师的 Darshana / 面谈，综合考虑您的心身情况和觉知能力后再做决定，以通过各种 Isometric 有负重的习练，培养内在变化的觉知能力。

1.5.8 处于交感神经占主导地位的心身状态时的习练

处于交感神经占主导地位的心身状态时，建议从降低心理作用速度的 Isometric 无负重 Breathing Exercise（呼吸运动）开始习练。

1.5.9 Isometric 负重习练后感受自然呼吸

Isometric 负重习练后，马上用腹部或胸部感受自然呼吸。

刚才我们介绍了几个习练时需要注意的事项。请大家务必在接受具有学会认证的瑜伽疗法指导师资格的瑜伽疗法指导师的指导后，再开始瑜伽疗法习练。

1.6 食物鞘相关案例的报告

下面介绍一个案例。该案例是将几个通过食物鞘层面的瑜伽疗法习练取得了促进健康效果的典型病例合而为一并加以润色而成，以资培训教材之用。

1.6.1 创作案例 1：对经前症候群（PMS）进行的瑜伽疗法指导报告

瑜伽疗法研究所　用賀太郎

1. 前言

经前症候群（Premenstrual Syndrome）是指经期前两周左右出现的心理和生理的种种不适（焦虑、头痛等）。可能是受到了黄体酮(Progesterone)的影响，在承压状态下有时症状会恶化。下面介绍的病例中，由于未公开相关资料，与月经周期的相关性不确定，但是患有此症状的女性患者通过瑜伽疗法习练，掌握了客观看待自己心身状态的能力，妥善地应对症状，使得症状得以减轻。

2. 病例

【习练者】31 岁　女性　身高 159cm　体重 47kg　办公室职员

【主诉】月经前情绪不稳定、下半身发冷、肩膀酸痛、感觉疲劳

【家族病史】父亲：68 岁　胃癌；母亲：过敏性鼻炎（30 岁）

【诊断病名】经前症候群　X-6 年（25 岁）A 医院 B 医生诊断

【既往病史】过敏性鼻炎（13 岁）

【现病史】X-9 年（22 岁）入职 A 公司，担任会计工作。入职以后，月经前总是焦虑。经期出血量非常大，痛经严重，甚至下不了床。X-8 年（23 岁）左右开始出现过敏性鼻炎、失眠、焦虑等症状。X-6 年（25 岁）开始照顾生病的父亲后，心情变得很郁闷。服中药半年。上述症状减轻。X-5 年（26 岁）重新就业。主诉症状日益恶化。尝试了各种疗法，但都没有效果，于是很快停用再尝试其他疗法。X 年 4 月（31 岁）月经前的焦虑症状更加严重，月经开始后的 2 天时间内甚至起不了床，需要请假休息。遂在母亲的劝说下开始瑜伽疗法习练。

【生育及生活史】家中有父母和两个弟弟，共 5 口人，患者为长女。小康家庭。经常发烧，没力气，体育课经常旁观。容易思虑过度，有点神经质。15 岁：升高中时搬家。没有办法适应新环境，有 1 年左右心身状态不稳定。22 岁：大学毕业后参加工作。31 岁：与男朋友同居。主诉月经失调症状持续。

【瑜伽疗法史 / 主诉及症状变化】X 年 4 月（31 岁）～ X 年 9 月、每月 1 ～ 2 次、每次 90 ～ 120 分（共 8 次）、在习练者家中接受指导。根据习练者本人 X 年 4 月瑜伽疗法习练开始时的言语咨询中《瑜伽经心理紊乱瑜伽疗法 Assessment 半结构化面谈指导书》（SSIM-YSSMA），其自述对工作不满、身体状况欠佳，从现病史及生活史看出其具有认真、敏感的性格，有过度适应倾向，很努力地希望得到他人认可，自我设定比较高的目标，在达不到目标时不能从心理上和生理上接受，导致了自

我否定，有向外界寻找自我存在的基础的倾向，在“6. 渴望”“8. 找不到新出路”“9. 心理不稳定的程度”的得分都高达 5/5。而在《瑜伽经错误认知瑜伽疗法 Assessment 半结构化面谈指导书》（SSIM-YSAM）中的“D 非我・真我的错误认知”的得分也高达 5/5 分。由此诊断，智性鞘与喜乐鞘不全是主诉症状产生的原因之一。表现出不能客观看待自己对不适症状反应过敏而被症状和情绪控制以及习惯于浅而快的呼吸模式和生理性紧张（心意鞘、气能鞘及食物鞘不全）的症状。为了通过瑜伽疗法 Instruction（YTI）帮助其掌握客观看待自己的心身状态的能力，遂决定从 Breathing Exercise、Sukshma Vyayama、Asana、QRT、DRT、呼吸法开始进行指导。由于习练者闭眼困难，同年 5 月起为了促使其将注意力集中在自己身上而增加了 Isometric 负重练习，看到了注意力集中、腰部变暖和情绪稳定的症状变化（CCC）。习练者亲身体验了效果后开始自己在家练习。同年 7 月，习练者表示瑜伽疗法习练好像变成了一种习惯，对习练结果也非常在意。鉴于习练曾经有过尝试各种疗法而半途而废的经历，因此对其进行了瑜伽疗法 Assessment。评估结果是，《博伽梵歌行为能力瑜伽疗法 Assessment 半结构化面谈指导书》（SSIM-BGAK）中的“A 两极对立平等感”得分低至 2/5 分。通过口头的 Darshana，指导其进行将注意力放在当前的 Karma Yoga（业瑜伽）的习练，平时要将注意力放在自己身上，而不要过分在意 Asana 的种类和次数。所看到的症状变化是，习练者在同年 8 月开始能够尝试感受身体状态和呼吸了。后来，通过一边体验觉知范围扩大的喜悦，一边继续积极习练，肩膀酸痛和疲劳症状均已消失，消极言语也有所减少。经瑜伽疗法 Assessment，证实行动产生了变化，智性鞘不全有改善趋势。作为 CCC 在 SVYASA 健康调查中，健康程度得分从 53/84 提高到了 67/84（＋ 14）分。同年 9 月，肩膀酸痛和疲劳感减轻。下半身尽管还是发冷，但由于瑜伽疗法习练后已有过身体变暖的体验，习练者现在不太在意了。在 SSIM-YSSMA 中的“6. 渴望”“8. 找不到新出路”“9. 心理不稳定程度”的得分都降至2/5分。在SSIM-YSAM中的“非我与真我”“苦乐”的错误认知的得分也降至2/5分。脸上开始出现开朗和安心的表情。在SSIM-AISO中的“5.行动指令及客观审视能力”的得分高至4/5分，具备了客观看待心理波动的能力。在SSIM-BGAK的“A两极对立平等感”的得分高至4/5分，从喜乐鞘到食物鞘的所有层面上的不全均有改善的趋势。

【基于本人自述的现状报告】通过坚持进行瑜伽疗法习练，让我觉知了之前没有注意到的身体状态，能够越来越不被心情所左右。希望掌握自己维持良好状态的能力。

3.观察结语

习练者的感性比较敏锐，因智性鞘的种种功能不全而成为导致上述症状的诱因。但习练者通过在瑜伽疗法习练中反复觉知心身状态，使比较敏锐的感性发生了正面的作用，从而成功获得了直面自己症状的自我客观审视能力，同时避免了发生过敏症状。积极的姿态体现出习练者已经具备了在自己家坚持瑜伽疗法习练以控制症状和情绪的意识和自信。相信她今后也会继续坚持瑜伽疗法习练，使症状进一步得到改善。

第 2 章
气能鞘用于压力管理的人体构造论（人体构造论与机能论）（YTA）与瑜伽疗法 Instruction（YTI）

2.1 从瑜伽疗法角度来分析气能鞘的发病理论

人体五脏理论中的内在心理器官即“智性 / Buddhi（人体马车说中的车夫）”起到认识、判断来自身体内外的信息，作出预测、决断，发出行动指令的心理作用。如果将这些经过信息处理后的信息传送给“心意 / Manas（人体马车说中的缰绳）”的心理作用出现了问题，知觉、运动器官（人体马车说中的 10 匹马）就不能正常工作，就会导致掌管身体（食物鞘）呼吸功能的视丘下部受到影响，阻碍自律神经系统的功能。于是，心肺功能就会出现障碍，呼吸作用就会产生紊乱。正如在食物鞘部分所进行的说明所述，瑜伽疗法认为，导致生理上 / 食物鞘产生疾病的原因就是先于疾病发生的心理作用紊乱。由于瑜伽疗法会根据这些评估消除心理紊乱的原因，因此瑜伽疗法是能够消除疾病的根本原因的“原因疗法”。

2.2 气能鞘的瑜伽疗法 Assessment（YTA）检查表

通过以下方法，能够 Assessment（评估）气能鞘中是否产生了上述心理紊乱问题。下面介绍瑜伽疗法指导师进行 Assessment 的部分技法。请各位读者据此自行评估。

2.2.1 呼吸系统功能（失体感症）的自我 Assessment 和检查

- 每月监测发“呜”声的秒数，记录该数值是否越来越高。
- 检查呼吸时是否感受到了使用腹、胸、肩的 Sectional Breathing（调息法）。

2.2.2 Assessment 是否做到了呼气、吸气过程的“自然呼吸”的意识化

- 将食指置于鼻子的下方，试着感受途经这里的自然的气息流。
- 将掌心至于半张的嘴巴前方，感受自然的呼气和吸气。
- 试着感受鼻尖 / 上唇的自然的气息流动。

2.3 气能鞘的瑜伽疗法 Instruction（YTI）／习练理论

该气能鞘瑜伽疗法习练是对呼吸作用的自如地控制，因此是一种作为“客观认识自我”的心理基础训练的心理疗法。另外我们知道，利用中枢神经系统自如地控制呼吸器官,有助于自如地控制内分泌系统和免疫系统。因此，与刚才提到的针对食物鞘 / 身体活动的习练相比，气能鞘瑜伽疗法习练是一种对整个生理意义上的躯体产生更大影响的瑜伽疗法习练方法。请各位读者根据自己身体的能力，选择适当的呼吸次数、呼吸强度和呼吸速度，练习被认定为“安全调息法”的瑜伽疗法 Pranayama / 调息法。具体来说,请按照规定的次数练习上一章介绍的 Anti-AgingYoga(抗衰老瑜伽)和 Isometric Asana(等长体式)的最后部分介绍的调息法。请尽量在接受经学会认证的瑜伽疗法指导师的指导后再开始练习。

下面，介绍传统瑜伽圣典中描述的部分调息法。请大家感受一下经过数千年传承的厚重感。

参考资料 4：来自古典的建议：引自 Suvatomarama（斯瓦特玛拉摩）大师所著的圣典《Hatha Yoga Pradipika/ 哈他瑜伽之光》第 2 章调息法

第 15 节：*正如狮子、大象、老虎也能逐步被驯化一样，我们必须逐步控制住气息（Vayu）。否则气息会伤害行者。*

解说 传统瑜伽的调息法中规定，呼吸的强度、速度、次数是由师傅口口相传下来的，而瑜伽疗法中，需要 Assessment 委托者的心身能力，根据其体力和精力提醒其注意调整呼吸的速度、强度和次数。传统修行方法也认为，调息的程度需要逐步习惯和适应。我上师曾经提醒过我，若要按照调息法加大呼气的长度，需要花费 3 ～ 6 个月的时间，慢慢地以秒为单位逐步提高。若是患有心身障碍的委托者，更要注意循序渐进。希望瑜伽疗法习练者务必铭记在心。不要认为只要增加练习次数，就会相应地更健康。必须要清楚，很多意外伤害和不良反应都发生在气能鞘。关于实际的调息法习练，请务必在接受经学会认证的瑜伽疗法指导师的指导后再进行。

第 16 节：*Pranayama（调息）恰当百病消，调息不当百病生。*

解说 正如传统瑜伽调息法中所说的，调息恰当“百病消”。自古以来，瑜伽行者们根据经验得知，只要调息恰当，自律神经系统、内分泌系统、免疫系统就会取得所谓“稳态三角形”平衡。因此，我们的瑜伽疗法指导师会在正确选择适合委托者心身能力的调息法指导后再开始指导，并且边 Assessment 委托者的症状变化，边指导委托者适当变换呼吸的强度、速度和次数。

自古以来，瑜伽行者认为，应该在完全掌握体式之后，再克服感觉器官的作用，适当地搭配健康饮食，在导师的指导下练习 Pranayama。瑜伽疗法也应配合委托者的心身能力进行指导。瑜伽经典中甚至有“Prana 一乱，心素（Citta）起伏。Prana 不乱，心素平静。此时，瑜伽行者达到专注入定的境界。因此，瑜伽行者应控制呼吸的活动”这样的描述，表明传统瑜伽充分理解了呼吸与心是密切联系的。如上所述，自古以来的瑜伽行者们清楚地知道，呼吸作用是肉身与意识作用的桥梁。因此，瑜伽疗法的调息法是在心身平衡技法中拥有核心地位的重要技法，瑜伽疗法指导师在进行调息法指导时必须引起注意。调息法是一种只要好好练习习练者就能保持健康的心身平衡的瑜伽疗法技法。

2.4 避免和预防气能鞘层面的意外伤害和不良反应的心得

瑜伽疗法调息法是一种让委托者的心身发生生理学变化的技法，但另一方面，必须避免不当的练习。下面列举了几个需要注意的事项。希望接受经认证的瑜伽疗法指导师的 Darshana ／面谈后再做决定。

- 调息法习练计划必须根据习练者的体力和精力制订。
- 习练者自己练习时，必须严格遵守规定的练习次数。
- 调息法习练必须在饭前或者饭后 1 ～ 2 小时以后空腹练习。
- 习练时应挺直后背，坐在地上或椅子上，此时，请铺上垫子，抬高臀部下方后落座。
- 如果练习过程中出现身体不适，应停止习练，休息几天，并向经认证的瑜伽疗法指导师咨询。
- 习练过程中应体验与体内的生命力一起习练的感觉，绝对不要勉强。
- 每隔几个月要测量“嗯”的发声长度、屏息时间等生理数据，经常对体内变化进行自我评估，注意让自己进行最合理的练习。
- 瑜伽疗法的调息法指导不包括止息／屏息指导。请不要进行屏息指导。有发生意外伤害和不良反应的风险。

2.5 气能鞘的习练与症状变化（CCC）／生理学变化

由于瑜伽疗法的调息法会引起多种体内变化，下面汇总了几篇关于调息法带来的体内的医学及心理学意义上的变化的论文。瑜伽疗法指导师在指导时充分了解通过瑜伽疗法的调息法习练会给身体带来哪些生理变化。希望各位读者开始调息法习练前，认真阅读以下研究论文，充分理解其功用。

2.5.1 出现 α 波与皮质类固醇的相关性

这是我们实际开展的基础医学研究的结果。如下图所示，经常练习瑜伽对高血压症、精神压力有很好的效果。

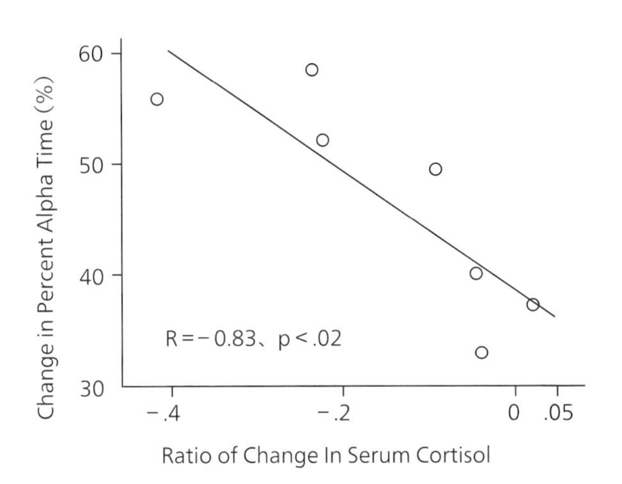

图3　Relationship between the ratio of change in serum cortisol and change in percent alpha time (%)
(T. Kamei,et al. Perceptual and Motor Skills, 90: 1027-1032, 2000.)

意即，经过 60 分钟的哈他瑜伽习练后 α（阿尔法）波的出现率升高的瑜伽习练者，其皮质类固醇即皮质醇的分泌相应变少。由于皮质类固醇是在出现压力时通过大脑下垂体的刺激激素而分泌的，当 α 波出现率升高时，意味着这样的刺激激素分泌减少，此时人处于比平时更放松的状态。而且，随着具有升高血压作用的皮质类固醇的分泌减少，血压也会下降。

2.5.2 瑜伽疗法技法与出现 α 波的相关性

下图也是我们实际开展的瑜伽疗法的基础医学研究。我们调查了 8 位瑜伽练习者的 4 个时间段 α 波的出现率。4 个时间段分别是：①即将练习哈他瑜伽前的 10 分钟闭眼安静时；② 15 分钟瑜伽 Asana；③之后的 15 分钟瑜伽调息法；④之后的 20 分钟（Soham）冥想。

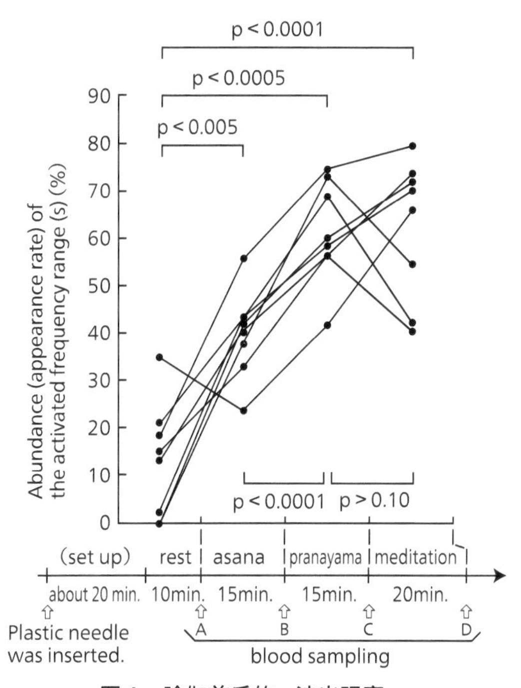

图4 瑜伽前后的α波出现率

结果发现，练习瑜伽体位法时，8 位瑜伽练习者中有 7 位的 α 波的出现率有所增加。；练习调息法时，所有人的出现率都持续增加。但在练习简单的冥想即 Soham 冥想时，有些人的 α 波继续增加，有些人的 α 波则有所减少，根据冥想的熟练程度不同而表现出了明显的差异。这篇题为《瑜伽呼吸运动引起的脑电波变化带来的细胞性免疫的赋活作用》的医学论文于 2006 年 11 月荣获了第 7 届马渊整体医学鼓励奖。

● Asana(体式)习练方法

引入 Shavasana（摊尸式）。并练习 Pasichimattamasana（坐立前屈式）、Ardha Matsyendrasana（即半 Matsyendra 師式）、Bhujangasana(眼镜蛇式)、Matsyasana（即鱼式）、Dhanurasana(即弓式)等。

● Pranayama(调息)习练方法

按照以下顺序练习 15 分钟的调息法。每次呼吸运动法结束后，加入 30 秒钟的安静时间。

1. Sukha Pranayama 安乐呼吸法 30 秒，通过两鼻孔缓慢地吸气和呼气。
2. Agni Prasarana 风箱式呼吸法 30 秒， 以 1 秒 1 次的频率呼吸。
3. Suruya Bhedana 太阳式呼吸法 1 分 30 秒， 右鼻孔吸气，左鼻孔呼气。
4. Chandra Bhedana 月亮式呼吸法 1 分 30 秒， 左鼻孔吸气、右鼻孔呼气。
5. Nadi Shuddhi 清理经络呼吸法 2 分， 单侧鼻孔交替。
6. Ujjayi 乌加依呼吸法 3 分， 用两鼻孔呼吸，注意力放在喉咙的摩擦音上。
7. Bhramari 蜂音呼吸法 2 分 30 秒，用两鼻孔吸气，呼气时鼻腔共鸣发出“嗡”音。

2.5.3 瑜伽调息法与 NK 活性的相关性

如此图所示，通过瑜伽调息法 15 分钟增加的阿尔法波的出现率与自然免疫的代表性物质自然杀伤细胞 / NK 细胞活性的增加率之间呈正相关。

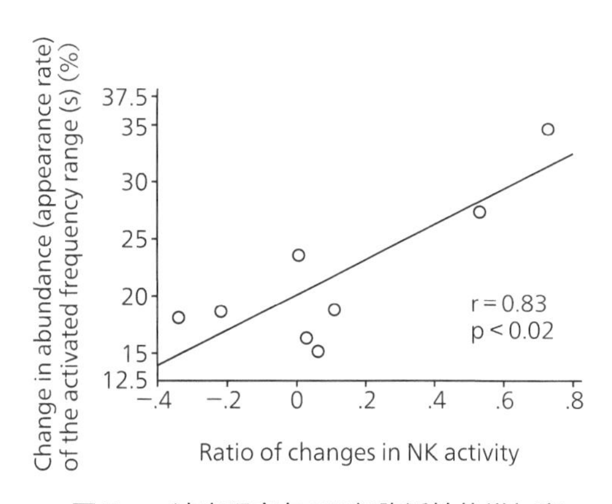

图5　α波出现率与NK细胞活性的增加率

虽然也可以将其理解为 15 分钟内皮质类固醇分泌与 α 波的出现率呈负相关，意即随着 α 波的出现率降低，NK 细胞活性上升了，不过考虑到这是发生在 15 分钟以内的短时变化，还是理解为从脑部释放的阿片类物质/脑内麻药所引起的免疫细胞的激活更能说得通。

2.5.4 Breathing Exercise(呼吸运动)与抗氧化能力的相关性

●抗氧化能力比较低的切尔诺贝利核辐射受害者每天练习20分钟简化版的瑜伽调息法Isometric Yogic Breathing Exercise，坚持半年后，血液的抗氧化能力上升，氧化应激水平下降。由此推测，Isometric Yogic Breathing Exercise对抗衰老有积极作用。

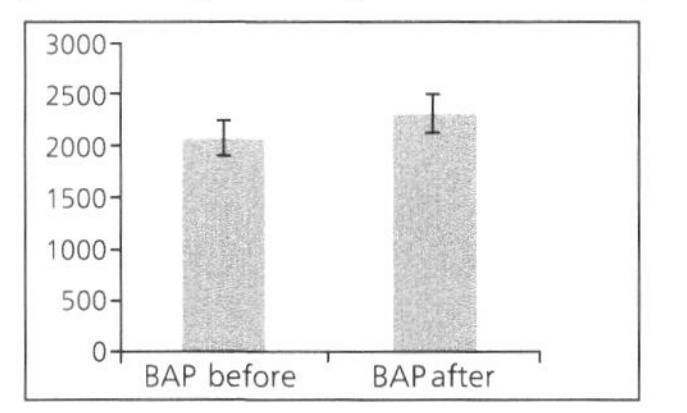

图6　抗氧化能力(BAP测试)

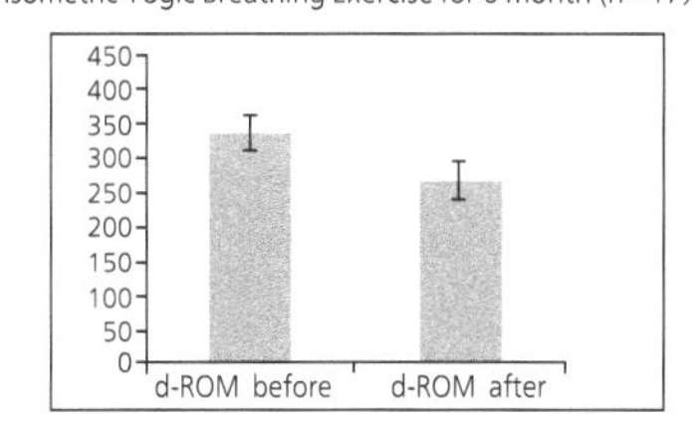

图7　氧化应激水平(dROM测试)

●上述结果显示了通过瑜伽调息法使神经传导物质释放到血液中导致细胞性免疫提高所表现出来的“血液中的变化”。无论如何，仅经过半年时间就使核辐射受害者体内的血液中的活性氧从异常值回归到了正常值，确实令人难以置信。我们因此而获得了在2012年8月29日于欧洲举办的“布达佩斯第12届国际行为医学学术大会”上发表的机会。

2.5.5 IT企业休息时的瑜伽疗法习练与放松效果检测调查

为了对瑜伽疗法习练到底有多少减压效果进行对比调查，我们将在压力巨大的计算机行业工作的IT工程师分为两组，一组在午饭后15分钟内进行瑜伽疗法习练，一组就像平常一样听听音乐看看电视，调查了他们唾液中包含的淀粉酶。这项研究由东洋大学工程学院的加藤千惠子教授主持进行。下表为调查结果。

表3 不同压力程度的瑜伽疗法习练效果

	瑜伽疗法练习组			
	高压力组(YSH)(n=12)		低压力组(YSL)(n=17)	
	M	*SD*	*M*	*SD*
淀粉酶活性的差异(ku/L)	−13.08	10.59	4	11.37
	自由休息组			
	高压力组(NSH)(n=11)		低压力组(NSL)(n=12)	
	M	*SD*	*M*	*SD*
淀粉酶活性的差异(ku/L)	19.91	22.59	11.08	13.04
主要效果		交替行动	多重比较	
瑜伽有或没有	压力高低			
F 值	*F* 值	*F* 值		
23.71**	1.01	9.91**	YSH<YSL	

p<.05、**p<.0.01

Standard Deviation/SD/标准差是方差（与平均值之间的差异平方 2平均）的正平方根
F 值：基于 F 分布的测试统计值

可以看出，瑜伽疗法习练组的淀粉酶值有所降低，起到了一定的放松效果。另外，我们还对在交货期紧、压力较大的部门工作的员工（高压力组）以及从事比较从容的工作的部门的员工（低压力组）进行了对比。数值结果明确显示，压力较大的部门的员工们通过瑜伽疗法习练更能获得放松效果。

这是一个非常有意思的结果，它告诉我们，只靠发呆缓解不了心身上的压力，需要主动进行像瑜伽疗法一样的“有意识的放松”练习。

2.5.6 Grants 研究費援助（Grants 研究经费）

Ministry of Health, Labor and Welfare 厚生労働省（厚生劳动省）

The Japan Agency for Medical Research and Development
国立研究開発法人・日本医療研究開発機構
（国立研究开发法人・日本医疗研究开发机构）

Grant for integrative medicine 統合医療研究援助（综合医疗研究资助）

（2015 年，2016 年，2017 年）　3 年経年・研究助成金（3 年研究援助金）

岡 孝和　教授

国際医療福祉大学医学部（国际医疗福利大学医学院）

心療内科学（心身医学）　協力（合作）　日本ヨーガ療法学会（日本瑜伽疗法学会）

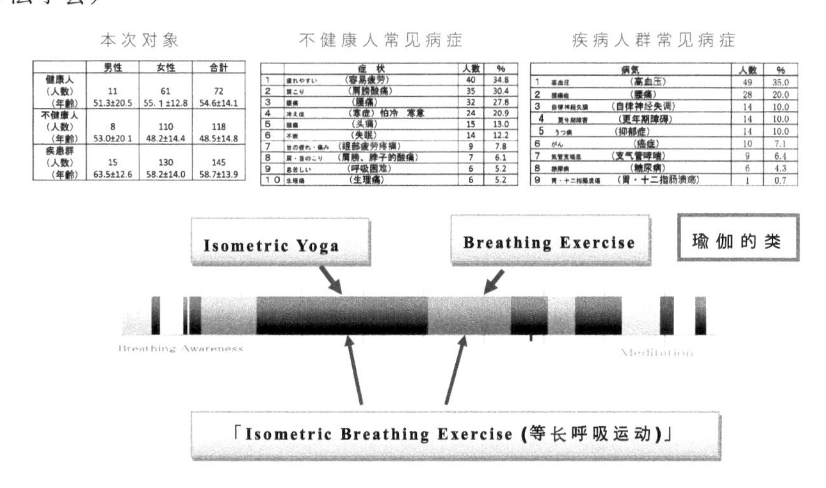

本次对象

	男性	女性	合計
健康人（人数）（年齢）	11 51.3±20.5	61 55. 1 ±12.8	72 54.6±14.1
不健康人（人数）（年齢）	8 53.0±20.1	110 48.2±14.4	118 48.5±14.8
疾患群（人数）（年齢）	15 63.5±12.6	130 58.2±14.0	145 58.7±13.9

不健康人常见病症

	症　状	人数	%
1	疲れやすい　（容易疲劳）	40	34.8
2	肩こり　（肩膀酸痛）	35	30.4
3	腰痛　（腰痛）	32	27.8
4	冷え症　（寒症）怕冷　寒意	24	20.9
5	頭痛　（头痛）	15	13.0
6	不眠　（失眠）	14	12.2
7	目の疲れ・痛み　（眼部疲劳疼痛）	9	7.8
8	肩・首のこり　（肩膀、脖子的酸痛）	7	6.1
9	息苦しい　（呼吸困难）	6	5.2
１０	生理痛　（生理痛）	6	5.2

疾病人群常见病症

	病気	人数	%
1	高血圧　（高血压）	49	35.0
2	腰痛症　（腰痛）	28	20.0
3	自律神経失調　（自律神经失调）	14	10.0
4	更年期障害　（更年期障碍）	14	10.0
5	うつ病　（抑郁症）	14	10.0
6	がん　（癌症）	10	7.1
7	気管支喘息　（支气管哮喘）	9	6.4
8	糖尿病　（糖尿病）	6	4.3
9	胃・十二指腸潰瘍　（胃・十二指肠溃疡）	1	0.7

健康の維持、増進のためにヨーガは良かったか

为了维持和增进健康，瑜伽有帮助吗？

健康人群	人数	%
1　非常有用	47	66.2%
2　有些帮助	19	26.8%
3　一般	4	5.6%
4　效果不大	1	1.4%
5　没有	0	0

不健康人群	人数	%
1　非常有用	75	63.6%
2　有些帮助	42	35.6%
3　一般	1	0.8%
4　效果不大	0	0
5　没有	0	0

患病人群	人数	%
1　非常有用	91	63.2%
2　有些帮助	47	32.6%
3　一般	6	4.2%
4　效果不大	0	0
5　没有	0	0

自覚症状や病気の治療に対してヨーガは良かったか

瑜伽对自我感觉病症和疾病的治疗有帮助吗？

不健康人群	人数	%
1　非常有用	56	57.7%
2　有些帮助	32	33.0%
3　一般	9	9.3%
4　效果不大	0	0
5　没有	0	0

患病人群	人数	%
1　非常有用	80	58.8%
2　有些帮助	41	30.1%
3　一般	15	11.0%
4　效果不大	0	0
5　没有	0	0

2.6 气能鞘相关病例的报告

下面介绍一个案例，其中汇总了几个上述减压效果的病例。该病例集将多个病例报告汇合而为一形成了一个案例。此外，关于案例中出现的各种心理测试的半构造化面谈指导书等，可以在瑜伽疗法指导师培训讲座中学到。该案例通过对几个典型病例进行润色加工而成，用于培训教材之用。

2.6.1 创作案例 2：针对慢性阻塞性肺疾病（COPD）的瑜伽疗法指导报告

瑜伽疗法研究所　用贺太郎

1. 前言

慢性阻塞性肺病（COPD）是指呼吸道产生炎症或阻塞，呼吸功能逐步降低的一种疾病。以前按照慢性支气管炎、肺气肿等炎症病变处理，但由于各病症在呼吸道的空气流通受限这一点上是相同的，因此现在当作一种疾病处理。其症状是：慢性咳嗽、咳痰持续，患者逐渐感觉呼吸困难。由于此病的进展比较缓慢，多数患者感觉到异常来就诊的时候，病情已经相当严重。而致病的原因包括衰老、吸烟、大气污染等。其中最大的危险因素是吸烟，据说 90% 的患者为烟民。治疗的一大前提就是戒烟，也会进行呼吸功能康复训练。本病例中的患者被诊断为肺气肿，也被劝诫戒烟，但效果不理想，因此尝试通过以呼吸法为主的瑜伽疗法进行治疗。

2. 病　例

【习练者】65 岁　男性 168cm 68kg　无业

【主诉】气喘、失眠、疲劳、有抽烟的习惯

【家族病史】父亲：40 岁因事故身亡；母亲：35 岁产后身亡。

【诊断病名】X 年 2 月(65 岁) 肺气肿 由 A 内科 B 医生诊断。

【既往病史】30 岁 胃溃疡、61 岁 梅尼埃病

【现病史】自 X－3 年(62 岁)前后起，干农活时间不能过长，总感觉慢性疲劳。每天吸烟量多达约 36 根，家人每天都多次提醒要节制。脸色不好，看上去比实际年龄大 10 岁以上，自己很介意此点。被诊断为肺气肿，已开始戒烟，但是没法减少吸烟量。同一时间，妻子也怀疑得了肺病，说是受二手烟的影响。X 年 4 月(65 岁)，有做瑜伽疗法指导师的朋友推荐其进行呼吸法和调息法，因为亲身体验到了效果，之后就正式开始练习瑜伽了。

【生育・生活史】自幼失去双亲，6 岁起和妹妹一起由姑姑抚养长大。19 岁离家在造船厂工作。31 岁娶了同事，之后成为 2 个孩子的父亲。吸烟史从 19 岁起共 46 年。在造船厂遇到过事故，头部受到重击。之后回到老家从事建筑业。X－10 年(55 岁)退休，现在和母亲、妻子、长女、妹妹住在一起。

【瑜伽疗法史 / 主诉机症状变化】自 X 年 2 月起至 7 月共 10 次，每次在自己家接受 20～60 分钟的指导。在第一次瑜伽疗法 Assessment(YTA)中，根据主诉中提到的内容，做出的评估结论是：强烈的焦虑感是不愿意劳动的根源。而在《Spirituality(精神 & 灵性)瑜伽疗法 Assessment 半结构化面谈指导书》(SSIM-AS)中的“A 执念控制力”的得分低至 1/5 分，这也被评估为发生主诉问题的原因之一。为了促使习练者能够客观看待自身的执念，瑜伽疗法 Instruction(YTI)对其进行了负担较小的坐位、仰卧位有声 Breathing Exercise(呼吸运动)、Sukshma Vyayama(精微体操)、呼吸法等 20 分的指导。第一次的症状变化(CCC)表现为右肩疼痛略有减轻。习练前后的呼吸次数由 14 次 / 分钟降低到 12 次 / 分钟，收缩压由 122mmHg 上升到 136mmHg(＋14)，心跳次数由 63 次 / 分钟降低到 59 次 / 分钟。习练者本人自述的症状变化(CCC)是觉得呼吸变得顺畅了，希望每天练习，态度比较积极。次日起，每天

进行15分钟的自主练习。其成果（CCC）是，在X年5月进行的口头Darshana中评估（YTA）习练者对未来的衰老充满焦虑。因此，YTI对其增加了可以起到强身健体效果的Isometric(等长)负重Asana习练。症状变化（CCC）表现为，X年6月左右起可以帮忙做些家务，身体活动量有所增加，虽然上台阶或劳动时会觉得呼吸困难，但很快就能恢复，可见体力有所增强。社会活动有所增多，比如参加老年协会的交通安全志愿者活动等。主诉的气喘、失眠、疲劳也大幅改善，吸烟量大幅减少。截至X年8月（65岁），已经完全戒烟。YTA显示，SSIM-AS中的“A执念控制力”的得分由1/5分提高至4/5分。家人也非常高兴，目前过着稳定的生活。

【基于本人自述的现状报告】除了气喘和易疲劳外，脸色也不好，X－3年(62岁)时被别人说看起来像70多岁，大受刺激。在医院进行了肺部CT检查，被诊断为肺气肿，医生建议戒烟，尝试了市面上销售的各种戒烟产品，但都无效，还出现了失眠症状。别人推荐了瑜伽疗法，开始呼吸法和调息法后，感觉好像脑袋里的迷雾散开了，大脑喜获新生。正式开始练习瑜伽疗法后，呼吸困难的症状消失，睡眠也好了。不可思议的是，原来手不离烟的自己竟然不再想吸烟了。脸色变好，戒了烟，家人也很高兴。很庆幸自己练了瑜伽。

3. 观察结语

以前，习练者对自己的身体和健康的意识淡薄，也没有觉察到自己的呼吸。因此，可以说是长年吸烟提高了患病的风险。通过开始练习呼吸法，做到了以前没有做到的“充分吐气”，脸色也变好了。由此判断，肺部的正常功能得到了充分发挥。通过习练呼吸法，感觉从呼吸困难中解放出来了，也能够进行压力管理了，还成功地戒了烟。应该是在习练深呼吸的过程中，提高了对身体的关注度和健康意识。由此可见，瑜伽疗法恢复了习练者本来拥有的爽快和协调的内心，帮助习练者找回了自我，有益于生活质量的提高。

第 3 章 心意鞘的瑜伽瑜伽疗法 Assessment（YTA）与瑜伽瑜伽疗法 Instruction（YTI）

3.1 从瑜伽疗法角度来分析心意鞘的发病理论

五个知觉器官和五个行动器官的收集信息能力的差异以及与智性交换这种信息的能力的差异会引发气能鞘和食物鞘方面的疾病。这十个感觉器官的功用失控也是因为人体马车说中的车夫没有对智性 / Buddhi 的控制力，从而导致十个感觉器官的功用不受控制，像野马未经驯服般开始暴走。这就是心意鞘的病理。心意（Manas）这一内在心理器官（Antahkarana）是"人体马车说"中的缰绳。下面就其 Assessment/ 评估方法进行说明。本评估方法极为专业，详询一般社团法人日本瑜伽疗法学会。

3.2 心意鞘的瑜伽疗法 Assessment（YTA）和检查表

瑜伽疗法指导师基于学员 / 委托者的诉求，对西医中的身体上的各种功能不全进行 Assessment/ 评估后，采用各感觉器官控制能力瑜伽疗法 Assessment 半结构化面谈指导书（SSIM-AI），对委托者的知觉器官（Jnana Indriya）和行动器官（Karmen Indriya）进行下列 Assessment/ 评估。经认证的瑜伽疗法指导师没有接受过物理治疗师那样的专业教育，若不基于一般常识边对习练瑜伽疗法所需的身体能力进行评估边给予指导的话，可能会并发各种意外伤害和不良反应。下面对部分评估进行简单解说。在进行初次指导过程中的接收面谈（Intake interview）时，即使是在常识范围内，瑜伽指导者也需要努力对这些身体能力进行评估。

3.2.1 Assessment 各知觉器官的功用

Assessment 各知觉器官（味觉・视觉・听觉・触觉・嗅觉）的作用。

3.2.2 Assessment 各运动器官的功用

Assessment 各行动器官 / 手、脚、生殖器、排泄、声带各器官的作用。

- 通过 Asana 指导、调息法指导，Assessment 是否具有通过 Asana 等意识到手臂和腿部变化的能力。
- 通过口头的 Darshana，Assessment 是否具有客观审视生殖器和排泄器官功用的能力。
- 通过口头的 Darshana，Assessment 可意识到试图发声的语言的能力。

上述瑜伽疗法 Assessment（YTA）使用的是“各感觉器官控制能力瑜伽疗法 Assessment 半结构化面谈指导书”问卷。本书仅就名称进行介绍。经一般社团法人日本瑜伽疗法学会认证的瑜伽疗法指导师们还就如何运用这些评估方法接受了培训。

有关《Kata Upanishad（羯陀奥义书）》的记述已做过介绍。据说该书形成于公元前 1000 年左右，其中记载了“人体马车说”，是智慧奥义书古奥义书圣典中的一本圣典。由于其中记述了可运用于本项之评估的内容，特此再次进行说明。

参考资料 5：引自《Kata Upanishad/ 羯陀奥义书》第 3 章

第 3 节：*要知道真我（灵魂 Ātman）是车主，身体（śarīra）是马车，智性（Buddhi）是车夫，心意（Manas）是缰绳。*

第 4 节：*智者说，各个感官是马匹，感官的对象是道路，真我与感官和心意合为一体者是享受者。*

第 5 节：若人的心意（缰绳）轻浮，无法做出正确判断，则其感官将像不受车夫所控的烈马一般难以控制。

第 6 节：但是，若人的心意始终沉稳，能够做出（智性的）正确判断，则其感官就像车夫易于驾驭的驯马一般能够控制。

第 7 节：若人没有准确的判断力，心意（缰绳）也不为自己所控，始终处于不净的状态，则绝不可能抵达至高境界，必会陷入轮回转生（Saṃsāra）。

第 8 节：但是，若人拥有准确的判断力，一直保持洁净并能控制心意，则能抵达至高境界，不再陷入再生的循环之中。

第 9 节：以正确的判断力为车夫，以控制得当的心意为缰绳之人，将达到处在轮回尽头的、无处不在的真我毗湿奴的至高境界。

第 10 节：比起各感觉器官，其对象物更优越，比起感觉的对象，心意更优越，比起心意，智性更优越，比起智性，伟大的真我更优越。

第 11 节：未显现（Avyakta、根本自性）比大（Mahat）更优越，神我（Purusha）比未显现更优越，没有比神我更优越的。神我是终极（Para）目的地（Gati）。

第 12 节：隐藏在万物中的真我不会自己显现出来，只有拥有敏锐和精妙智性的观想者才能发现。

解说 从历史上看，《瑜伽经》据说形成于公元前 300 年左右，而《羯陀奥义书》据说形成于公元前 1000 年左右。因此，《瑜伽经》所传授的身心控制法的理论背景可以在《羯陀奥义书》等这些古奥义书圣典中找到。本参考资料已在“第 2 章 人体构造论”中进行了解说，请浏览第 14 页。无论如何，数千年前人们就已经知道，智性控制心意的状态才是明智的生活方式，而现代压力社会中寻求的正是这种智慧。为了响应这些社会需求，瑜伽理疗师一直活跃在详细教授古老智慧的瑜伽疗法指导这一社会支持领域。如果有读者有应激性病症方面的困扰，请垂询一般社团法人日本瑜伽疗法学会事务局。事务局会为您介绍在离您最近的地方开设瑜伽教室的经学会认证的瑜伽疗法指导师。

3.3 心意鞘的瑜伽疗法 Instruction（YTI）/ 指导理论

心意鞘的瑜伽疗法 Instruction（YTI）理论是，通过内在心理器官“智性 /Buddhi”的功用，客观审视十个感觉器官的功用。因此，心意鞘的瑜伽疗法 Instruction（YTI）的目的是，将面向身体外的“心意（Manas/ 缰绳）”和十个感觉器官的功用带回身体内部。基础修行具体包括各种调息法 /Pranayama、各种制感法 /Pratyahara、各种精神集中法 /Dharana。其他冥想指导（王瑜伽冥想 / 吠陀冥想）技法也可以作为制感方法来运用。口头的瑜伽疗法 Dharshna(YTD)/ 智性教育、四大瑜伽理论教育的学习也非常重要。上述各种技法是心意鞘的习练方法，通过进行心身相关习练方法的指导，能够使习练者获得心理 / 身体两方面的自我控制，因此请直接接受经学会认证的瑜伽疗法指导师的指导。

下面介绍一些适用于西医生理学的“瑜伽疗法功能论”方面的记载，以作为参考资料。经认证的瑜伽疗法指导师们正是在这种理论背景下，教授心意 /Manas 的自我控制方法。

参考资料 6：Patanjali(帕坦伽利大师)著《Yoga Sutra/ 瑜伽经》第 2 章所述的制感技法

第 50 节：***调息法由向外（Bahya）的作用、向内（Abhyantara）的作用和停止（Stamba）作用构成，依场所、时间和数量而细微地延长。***

解说 传统瑜伽中传承有百余种瑜伽调息法，这些技法可以自由地调节“向外呼气”、“向内吸气”和“屏息”这三种呼吸。20 世纪七十～八十年代，我也得以在喜马拉雅山中从上师那里直接传承传统瑜伽的所有调息法。这些传统瑜伽的调息法不可以直接面向普通人进行指导。这是因为它会任意、随意地改变原本由自主神经系统有意、自动地控制的人类呼吸作用，因此对于采用何种调息法，如何指导自主神经已出现不适的各类患者，如不加以预测将无法进行指导。这就像是医生不了解药效，就随意给患者开药。当然不会有这样的医生，但是一些瑜伽指导者却会在不了解某种调息法的医学和心理学效果的情况下盲目地教授调息法。而且，如前所述，若首次进行指导时未对学员 / 委托者进行评估的话，将会更加危险。另外，若还不考虑指导后学员 / 委托者会产生的症状变化的话，可以说没有比这种瑜伽指导更危险的了。特别是屏息的 Kumbhaka 习练方法，从医学和生理学角度来看，目前为止也几乎没有关于对疾病患者的效果的研究。鉴于这一事实，瑜伽疗法指导师在进行瑜伽疗法指导时努力避免发生意外伤害和不良反应的风险。

第 51 节: ***超出外（Bahya）和内（Abhyantara）范围（Visaya）的是第四调息法。***

解说 《瑜伽经》的作者帕坦伽利大师说，在这种传统瑜伽调息法中，如同一切本就如此一样，在意识并习练呼吸的过程中，我们的意识会超出意识范围，进入无心的意识状态。此时，瑜伽行者的意识将能够与宿于内心的纯粹意识合二为一。我们瑜伽疗法指导师会将调息法的这种心理变化运用于瑜伽疗法指导，对于陷入过度适应意识状态的身心失衡患者以及被幻听和幻觉混淆的精神分裂症患者，会根据其症状，安排并指导他们习练这些传统瑜伽调息法，从而获得功效。对于吸毒者和其他成瘾患者，也以这一理论为背景来提升指导效果。有关这些病例的报告，参见一般社团法人日本瑜伽疗法学会发行的病例报告集。

第 33 节: ***内心受到邪念（Vitarka）阻碍时，继续思考应对手段（Pratipaksha）即可。***

解说 作为内在心理器官之一，“智性 /Buddhi”的功用是指，通过人体马车说中的缰绳“心意 /Manas”，接收五个知觉器官（眼、耳等五感）和五个运动器官（授受器官、移动器官、生殖器官、排泄器官、发声器官）感知外界事物而得的信息，对这些众多信息进行认知、判断、预测和决断，并将行动指令返回给心意的过程。接到该智性指令后，知觉和运动器官开始行动。以上是传统瑜伽想到的来自外界的各种信息处理系统，此外，在传统瑜伽中，还对来自存储仓库心素（Citta）的存储信息反复发送到该智性时应如何处理各种存储信息进行了考虑。在本节中，这种来自身心内外的各信息中，损害心身，扰乱社会和谐的思想被称为“邪念”。瑜伽之光中指出，克服这一问题的手段之一是“自己对自己进行智性教育”，即在智性拥有的心理作用中，持续从存储仓库心素（Citta）汲取“对抗邪念的思想”，来中和这一邪念。另外，我们认为在瑜伽疗法中，在对学院/委托者是否具有克服这种邪念的能力进行诊断之后，再选择瑜伽疗法的各种技法进行指导，有利于预防生活习惯病。

第52节：***由此，覆盖光（Prakasa）之物消灭。***

解说 本节中的“覆盖光之物”是指所谓的“无明/无智”，光是指“明/智慧”。传统瑜伽认为，目前为止介绍过的人体五脏理论和人体马车说中，其人体构造的基础都包含“生命真理本身的真我”，不仅是生命力，一切智慧和欢喜都来自这一真我。自不必说诺贝尔奖获得者在谈论体验时说道，这一智慧之源内置于我们的根本构造之中，使我们显现出他人无法知晓的智慧。我们在日常生活中所学到的“意识/显现”会自内心的某个地方涌现出来，这是任何人都应有过的经验。本节中提到，通过瑜伽调息法，也可以显现这种智慧，并且这一原理也可以运用于瑜伽疗法指导中。

第53节：***另外，心意（Manas）要适合专注（Dharana）。***

解说 通过调息法，即使达不到显现智慧，也能随意地控制本来不随意的呼吸作用，因此必须非常有意识地进行习练。这已成为一种通过调息法本身，让习练者的意识集中于“基于这一调息技法进行呼吸”这一件事上的“专注”修行。正因为如此，这一调息法才成为一种智性教育，能够向被称为“过度适应性格”并且意识不断受外界现象吸引的心身疾病患者们教授准确的自我控制/压力管理方法。

第54节：***各感觉器官不受各自的对象约束，变得类似心素（Citta）本身一般，这就是制感（Pratyahara）。***

解说 如此，当习练者可以心无旁骛地习练瑜伽调息法时，他的意识便达到了内心深处的最后一个鞘，即喜乐鞘。此时，习练者的意识已深入到内心最深处的喜乐鞘，对身体层面的鞘到智性层面的鞘的意识作用消失。

这时，习练者的意识同化为既是存储仓库也是内在心理器官之一的心素（Citta）的心理作用。而负责传递外界信息的十个感觉器官的功用被完全阻断，这便是制感的完成状态。本节解说的正是这种意识状况。

第 55 节：*由此，产生了对各感觉器官的最高支配。*

解说 以上第 50 ～ 55 节的记述表明，调节呼吸有利于控制感官，会赋予我们专注力（Dharana），使意识持续集中在一件事上。

确实，瑜伽调息法可以随意地控制本来不能随意进行的呼吸作用，而这种持续集中地进行随意控制训练的反复修炼，有助于培养客观审视来自其他各感觉器官的各种苦乐信息并进行取舍选择的能力，这只有实际习练并体验过调息法才能明白。而瑜伽疗法指导正是将这种瑜伽调息法作为一种培养控制内在心理器官“心意”和“智性”工作能力的方法来加以运用。根据诊断和指导理论，瑜伽疗法指导师们还与精神病医院等的西医专家合作，一同对各类成瘾患者进行指导。据说，即使在传统瑜伽和阿育吠陀的教导下，十个感觉器官也会使人体紊乱。另外，心身医学研究表明，在现代的各种应激疾病中，这些感觉器官的失常会进一步使食物鞘的许多内部器官的功能紊乱，还会使内分泌系统和免疫系统的功能紊乱。

瑜伽疗法的调息法对调节这些心意鞘功能很有效，但是习练不当的话，不可避免地会有发生意外伤害和不良反应的风险。在我多年的指导经历中也存在多个这样的案例，因为不遵守我教授的调息法习练次数等，日积月累之下把身体弄垮，从而无法维持原本的家庭生活。因此，请务必在经一般社团法人日本瑜伽疗法学会认证的瑜伽理疗师的指导下进行习练。

3.4 避免和预防心意鞘层面的意外伤害和不良反应的心得

十个感觉器官的控制与嗜好相关，因此，习练者要循序渐进地改善“嗜好”。特别是知觉器官和行动器官，其嗜好与食欲、性欲、物欲相关，因此切忌急于改变价值观。

3.5 心意鞘的习练与症状变化（CCC）/ 生理学变化

3.5.1 冥想使大脑神经变得粗大

下 面 对 论 文 Neuroreport. 2005 November 28; 16（17）：1893-1897 Meditation experience is associated with increased cortical thickness: Sara w. lazar, et al. 进行简单总结。本论文中，采用 MRI 对 20 名冥想习练者的大脑厚度进行了测量。结果显示，与未习练冥想的人们相比，冥想组的控制注意力、内在感受力和感觉的前额叶皮层和右前脑岛 /right anterior insula 更厚。这种差异在老年人之间尤其明显，可见冥想会抵消因衰老而引起的前额叶皮层的收缩。

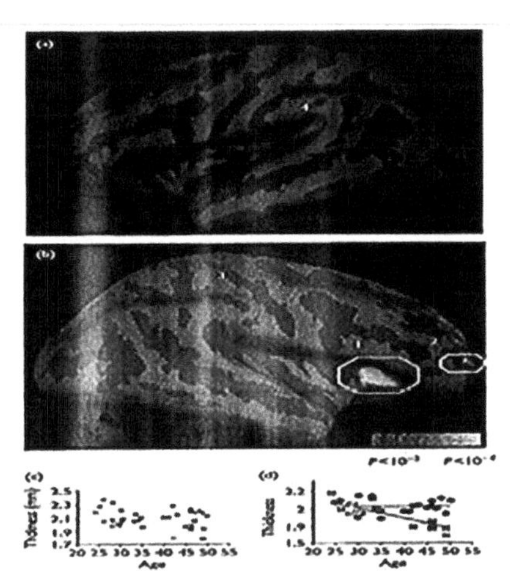

Fig. 1.
Cortical regions thicker in meditators than in controls. (a and b) Statistical map depicting between-group differences in thickness at each point on the cortical surface overlaid on the inflated average brain. All points meeting a $P < 0.01$ threshold (uncorrected) are displayed to better illustrate the anatomic extent of the areas and the relative specificity of the findings. Numbered regions: (1) insula, (2) Brodmann area (BA) 9/10, (3) somatosensory cortex, (4) auditory cortex. (c and d) Scatter plot of mean cortical thickness of each participant in the subregion above threshold within each circled region of (c) insula and (d) BA 9/10, plotted versus age. Meditation participants: blue circles; control participants: red squares.

图 7　因冥想变粗大的大脑神经

3.5.2 冥想及祈祷会让基因的激活方式发生改变

以下论文发表于2008年7月2日的在线医学杂志《PLOS ONE》中。本研究的合著者、美国哈佛医学院（波士顿）副教授赫伯特·本森（Herbert Benson）博士表示，他们以前曾指出，放松反应对由疼痛、不育、类风湿关节炎（RA）和失眠引起的许多疾病都有效。本研究对19位放松训练长期习练者、19位健康受试者（对照组）和20位经过8周训练的初学者的基因表达模式进行了比较。结果显示，与对照组相比，长期习练者的2,200个以上的基因具有不同表达方式，另外，与长期习练者相比，初学者的1,561个基因具有不同表达方式。在具有不同表达方式的基因中，有433个基因是初学者和长期习练者共通的。换言之，习练瑜伽放松技法已成为一种改变基因ON和OFF表达的遗传操作。因此可以说，现今时代已在基因水平上证实了阿育吠陀的主张，即：呼吸法、冥想这些瑜伽技法自古以来就能治愈心身相关。

3.5.3 冥想与前列腺癌：传统的综合心身相关干预法

众所周知，冥想可以防止压力导致的疾。除此以外，Kave Hames Coker, Medical Social Worker, 1999 by W.B. Saunders Company的论文中指出，冥想还会影响与乳腺癌和前列腺癌有关的褪黑激素分泌。这是因为，与大脑中的松果体有关的褪黑激素分泌与冥想有关。人类会分泌被称为“睡眠激素”的褪黑激素，尤其在深夜1～2点时分泌量达到峰值。若“夜猫子”在此时间仍暴露在光线下，则会形成“熬夜→缺乏褪黑激素→雌激素增加→罹患乳腺癌的风险增加”的恶性连锁。因此，人类还是应该遵从自然时间，养成“早睡早起”的生活习惯。

3.6 心意鞘相关病例报告

为了让人们了解瑜伽疗法在临床环境中进行指导的实际情况，下面介绍一个创作案例，其中汇总了与十个感觉器官的信息交换有关的几起心意鞘相关病例报告。该病例通过对几个典型病例进行润色加工而成，用于培训教材之用。

3.6.1 创作案例 3：针对患有惊恐障碍和呈抑郁状态的患者的瑜伽疗法指导报告

瑜伽疗法研究所　用贺太郎

1.前言

恐慌症是焦虑症中的一种，是突然发生强烈的苦闷感、心悸、胸痛、窒息感、出汗、震颤等身体症状，伴随着“我是不是要死了”等恐惧的“神经官能症、与压力有关的疾病及躯体形式障碍”。出于对发病的忧虑（预期焦虑），可能发展成为对发作的场所或状况产生回避的场所恐惧症，从而导致生活受到限制。一般情况下如果并发抑郁症，则会成为慢性症状。本病例是对一位受此症状折磨的女性实施的瑜伽疗法指导报告。

2.病例

【练习者】43 岁、女性、160cm、55kg、公司行政人员。

【主诉】心悸和呼吸困难带来的焦虑感、易疲劳、失眠、腰痛、肩膀僵硬、担心会形成药物依赖。

【家族病史】父亲（62 岁），患高血压。母亲（58 岁），患腰痛。

【诊断病名】X － 3 年 5 月（40 岁），由 A 医院 B 医生诊断为恐慌症。同年 6 月，由 C 心理治疗内科诊所（以下，简称“C 诊所”）D 医生诊断为恐慌症及抑郁状态。

【既往病史】无特别事项。

【现病史】腰痛自 X － 8 年（35 岁）起有恶化趋势。X － 3 年 5 月（40 岁），在公司受到恐慌症的袭扰。经 A 医院 B 医生诊断为恐慌症。每晚上床时，上半身肌肉严重紧张，感觉到肩膀僵硬，处于入睡困难状态。预期焦虑强烈，非常害怕不吃药去上班。对 B 医生的高压态度感受到了精神压力，同年 5 月换到 C 诊所就诊，经 D 医生诊断为恐慌症和抑郁状态。同年 9 月主治医生换为 E 医生。初诊时，开出了药物疗法和心理咨询的处方，X 年 9 月开始瑜伽疗法练习时，没有进行心理咨询。因为 C 诊所可以单独练习瑜伽疗法，自愿参加了 3 个月的练习。

【生育及生活史】原生家庭有父亲、母亲和小 3 岁的妹妹，共 4 口人。父亲性格虽然温和但很自我，经常和管教严厉、一丝不苟的母亲吵架。自幼与妹妹关系很好。17 岁：家里只有自己长得胖，朋友也很瘦，因此有意识地喝过催吐剂，每周喝一次，高中毕业后因人际关系变化而停止。18 岁：高中毕业参加工作，在职场的人际关系良好。31 岁：结婚，独立。33 岁：丈夫并发恐慌症和抑郁症。35 岁：因为腰痛经常光顾按摩院。39 岁：丈夫突然去世。40 岁：患上恐慌症，陷入抑郁状态。43 岁：虽然没有到请假的程度但总是有强烈的疲劳感，休息日一般是躺在床上度过。

【瑜伽疗法史 / 主诉・症状变化】X 年 9 月（43 岁），每周指导 1 次、每次约 60 分钟。其在 X 年 9 月瑜伽疗法练习开始时进行的口头 Darshana 中自述了病名以及丈夫猝死以后的心悸、呼吸困难带来了焦虑感，疲劳感，另外，在瑜伽经心理紊乱瑜伽疗法 Assessment 半结构化面谈指导书（SSIM-YSSMA）中，因与配偶的离别“8. 找不到新出路”的得分高达 5/5 分，而且关于成长过程中的记忆的博伽梵歌行为能力瑜伽疗法 Assessment 半结构化面谈指导书（SSIM-BGAK）的“A 二元对立平等感”得分低至 2/5 分，因此判断智性鞘不全导致喜乐鞘不全，进而导致出现了主诉症状，作为瑜伽疗法 Instruction（YTI），开始进行 Breathing EX 和 Sukshma Vyayama 指导，以使其掌握客观审视心身状态的能力。同年 10 月，通过口头的瑜伽疗法 Darshana（YTD）进行的瑜伽疗法 Assessment（YTA）表明，过于被周遭事物所束缚，结果导致引发了恐慌症。因此，为了将注意力集中在自己身上，作为 YTI 进一步进行了 Isometric Sukshma Vyayama 指导。同年 11 月，在瑜伽课前后进行的口头 Darshana 中，其表现得更愿意敞开心扉，出现了健康的症状变化（CCC），YTA 表明，SSIM-YSSMA“8. 找不到新出路”的得分下降到 3/5 分，SSIM-BGAK 的 A 的得分也提高到 2 → 3/5 分。因此，作为 YTI，在继续指导进行 Breathing EX 及 Sukshma Vyayama 诸项技法的同时，还加入了在两种技法中添加等长负重的技法。X 年 12 月，作为 YTI 又加入了调息法指导，特别是建议在自己家每晚上床时进行肌肉放松和呼吸调整，练习一段时间后，作为同月的 CCC，自述肩膀僵硬和入睡困难减少了。同时不服药也能睡着了，易疲劳感也降低了。作为之后同月内的 CCC，自述起床时通过练习仰卧位体式，腰痛有所缓解。YTA 表明，此时的 SSIM-YSSMA“8. 找不到新出路”的得分下降为 2/5 分，SSIM-BGAK 的“A 二元对立平等感”的得分提高到 3 → 4/5 分，判断食物鞘层面的不适以及气能、心意、智性鞘的不适也有改善的趋势。另外，为了在瑜伽疗法练习后促进对认知的觉知，作为 YTI，增加吠陀冥想指导和口头瑜伽疗法 Darshana（YTD）。最后一次的 CCC，YTA 表明，终于减少了药量，克服了药物依赖，还提高了喜乐鞘层面的健康程度。

【基于本人自述的现状报告】我了解到了之前没有注意到的身体的感觉，慢慢地对身体有了自信。开始在休息日上午练习瑜伽疗法后，下午能够和朋友聚个会，办点事，也能像我盼望的那样度过节假日了。我以前很怕药物依赖，所以后来成功减少了药量，非常高兴。最近（X 年 11 月），想到自己还很年轻，居然和母亲、妹妹讨论了将来再婚的事。

3. 观察结语

这位练习者在30多岁的年纪经历了配偶突然离世这种人生的大事件，可能因为和丈夫夫患了同种疾病，对服药导致死亡产生了恐惧。其讲述了对所描述的未来的绝望和罪恶感（没有给丈夫更多支持，让原生家庭担心）。我们可以看到，之后其意识到了自己的行动可以改变身体、心情和环境，从描述对未来的期待的这位练习者的身影中，看到了心理上的变化。其本来是拥有自知力和自我表现力的，通过瑜伽疗法中的自我监控，从自己对身体和精神的觉知中产生了自信，终于通过自我接受程度的提高、预期焦虑的减少而成功减少了用药量。

3.6.2 创作案例4：针对交通事故导致的中心性颈脊髓损伤的瑜伽疗法指导报告

瑜伽疗法研究所 用贺太郎

1. 前言

中枢性颈部脊髓损伤是脊髓中心部位的损伤，由于在颈部脊髓横截面上通往上肢的神经纤维位于中心附近，而通往下肢的神经纤维位于边缘，因此上肢的症状比下肢要严重。本病例中介绍一个对因交通事故受到这种损伤的男性进行瑜伽疗法指导的经过。

2. 病例

【练习者】50岁、男性、160cm、80kg、公司职员。

【主诉】双手从上臂到指尖发麻、疼痛；左手指不能自如活动；右手握力下降；胸椎骨折造成后背疼痛。

【家族病史】无特别事项。

【诊断病名】X年7月（50岁）由A医院诊断为中枢性颈部脊髓损伤，同年 8 月在后来转院的 B 医院确诊胸椎骨折。

【既往病史】无特别事项。

【现病史】骑自行车上下班时，与汽车发生交通事故，头部着地，被救护车送到 A 医院后，诊断为中枢性颈部脊髓损伤。全身疼痛，双臂疼痛、发麻。即使只是碰到床单也觉得剧痛。坐不起来。使用颈椎固定用器具固定，绝对静养一周。一周后开始康复训练。整个后背非常疼，疼得睡不了觉。两周后转到了 B 医院。使用步行器。每天服用两次普瑞巴林 75mg。三周后不再使用步行器。但是还戴着颈椎固定器。后背持续疼痛，做了胸部CT 检查，查出胸椎骨折。四周后经过康复训练右手能动一点了，从左肩到左手腕以及后背的疼痛不消，无法入睡。左手没有力气。经熟人介绍，为了减轻疼痛，改善麻木症状，放松心情，决定试着接受瑜伽疗法指导。

【生育及生活史】现在的家庭成员：与妻子两个人一起生活。原生家庭有父亲、母亲、 练习者本人共 3 人。小学～高中～大学时期打篮球，工作后因个人兴趣打打高尔夫，当作锻炼身体。

【瑜伽疗法史 / 主诉・症状的变化】自 X 年 8 月(50 岁)起每周 2 次、每次约 60 分钟。受伤后过了接近 4 周，虽然胸部 CT 检查查出了胸椎骨折(T3、 T4)，但康复训练中也进行了全身运动，因此经瑜伽疗法 Assessment(YTA) 认为可以进行瑜伽疗法指导。于是开始瑜伽疗法 Instruction(YTI) 指导，以消除食物鞘及智性鞘的紧张、恢复神经系统和精神上的平静。YTA 表明，在开始瑜伽疗法指导时填写的各感觉器官控制能力瑜伽疗法 Assessment 半结构化面谈指导书中，交通事故造成的损伤导致“6. 手和 7. 脚的控制能力”分别低至 1/5 分，出现障碍，知觉器官 /Jnana Indriya（触觉）控制能力“3. 触觉的控制能力”低至 1/5 分，产生混乱，从而使智性鞘产生心理焦虑，导致发生了主诉的症状。作为 YTI，在不对康复训练治疗产生影响的情况下，考虑到胸椎骨折的情况，以调息法为主开始了指导。同年同月 #1) 发出的“啊”、“呜”、“嗯”

的声音只在头部回想。同年同月 #2）胸部以下完全没有回响。YTA 认为食物鞘出现了强烈的紧张症状。同年同月 #3）“啊”、“呜”、“嗯”的声音仍然只在胸部以上产生回想，传不到胸部以下。同年同月 #4）症状变化（CCC）是疼痛减轻，晚上能睡着了，抱怨疼痛的话减少了。因此，作为 YTI，进行了口头的 Darshana 并指导进行了无负重的 Isometric Breathing Exercise（等长呼吸运动）技法。由于本人描述其注意到了小心翼翼地活动身体，关注自己的感觉，保持心情和身体的平和非常重要，因此判断不只在食物鞘层面，甚至看到了意欲调整心意鞘、智性鞘的好兆头。同年同月 CCC 是疼痛减轻了。边观察身体的状态、感觉，边认真地考虑负重和难度，进行康复训练后，练习者表示无论是身体还是手臂、手的情况都不错，YTA 认为智性鞘的觉醒开始对食物鞘和心意鞘产生积极作用了。此时，“啊”、“呜”、“嗯”的声音能够传到腰部了。同年 9 月 CCC 是疼痛缓解，只有左肩下方和左手大拇指、食指还有疼痛感、不协调感。经 YTA 认为，食物鞘、气能鞘、心意鞘、智性鞘开始做出有益的调整，作为 YTI，在 Isometric Breathing Exercise 中增加了一半以下的负重。“啊”、“呜”、“嗯”的声音能够传到全身了。同年 9 月 CCC 为疼痛近一步缓解。左手的大拇指和食指还多少有点奇怪的感觉，但进行完康复训练后的下午就基本能活动了。经 YTA 认为，身体的过度紧张减轻，也能感觉到基本稳定下来了。“啊”、“呜”、“嗯”的声音进一步传递到全身。可能与还处于康复训练疗养过程中有关，每次练习前后所测量检查的生命体征（血压，心跳次数）的数值均有下降。经 YTA 认为，SSIM-AI 的手脚控制能力分别提高到 3/5 分，触觉控制能力也提高到 3/5 分，瑜伽指导很顺利。

【基于本人自述的现状报告】通过练习瑜伽疗法，我知道了我的身体处于紧张状态以及自己无法从这种紧张中挣脱出来。我有意识地调整呼吸后，才觉得身体不那么较劲了，才知道放松的重要性。以前总是拼命地进行康复训练， 以后我觉得做动作应该小心一点，同时还要考虑负重情况进行。

3. 观察结语

能使这位练习者自己意识到身体的紧张，以及身体放松会关系到疼痛、身体活动和精神作用，甚至使其在康复训练中开始琢磨身体的感觉和活动身体的方法，是一个重大成果，也有助于缓解疼痛和麻木症状。练习带来的变化中比较有特点的是，与疼痛和麻木情况逐步缓解的步调一致，“啊”、“呜”、“嗯”的声音也逐步传遍全身。今后希望通过瑜伽疗法指导促进其进行康复训练，并在精神层面对其提供帮助。

第 4 章
智性鞘的瑜伽疗法 Assessment（YTA）与瑜伽疗法 Instruction（YTI）

～以显现的知性、感性作用和显现的记忆为对象～

4.1 从瑜伽疗法角度来分析智性鞘的发病理论

身体有心脏等生理器官，而传统瑜伽中有四种心理器官，其中之一是“智性 /Buddhi”。从西方心理学来看，“智性 /Buddhi”这一内在心理器官是掌管知性和感性作用的心理器官。另外，传统瑜伽指出，这一心理器官主要负责对通过十头马（感官）自外界接收的各种信息进行认知、判断、预测和决断，并给出行动指令。在另一内在心理器官“心意 /Manas”接收到这一智性行动指令后，五个知觉器官（视觉、听觉等）和五个运动器官（手、脚等）即开始工作。

瑜伽疗法认为，当由压力引发的各种心身疾病、生活习惯病等疾病发作时，若对智性的认知等各项能力不健全，将导致知觉器官和运动器官不能正常工作，进而波及到身体，影响掌管身体内分泌活动的下丘脑，阻碍自律神经系统的功用，还会损害心肺功能，造成呼吸作用的紊乱。这种因认知错误而造成的疾病在古老的阿育吠陀中被认为是心理病素（动性、暗性占主导）的紊乱，会导致人们出现现代医学意义上的精神病和适应性疾病等精神领域的疾病以及由压力引发的心身疾病等内科疾病。“智性”对来自十个感觉器官的信息的错误认知，例如将无常认知为有常的错觉以及执着、拘束、不安、抑郁等各种负面情绪反应，在传统瑜伽中被称为“无明 /Avidya”。如上所述，传统瑜伽认为这是疾病的原因（病因）和发病机理。另外，据说这种无明还包括对来自另一内在心理器官“心素/Citta”这一记忆仓库的信息的无明。

4.2 智性鞘的瑜伽疗法 Assessment（YTA）检查表

4.2.1 基于西方心身相关医学的检查

检查是否存在失体感症、情感难言症、过度适应的程度。要使用失体感症量表、情感难言症量表（日文版 Toronto Alexithymia Scale 20; TAS20）等心身相关医学检查表进行 Assessment，但这些量表需与心身相关医学专家协商后方可使用。

4.2.2 知性与感性功能、客观审视能力检查表

瑜伽疗法指导师根据“知性与感性功能・客观审视能力瑜伽疗法 Assessment 半结构化面谈指导书（SSIM-AISO）”，通过口头的半结构化面谈，对“智性/Buddhi”所实施的感知、判断、预测、决断以及给出行动指令等各项功能的好坏进行检查。

4.2.3 Assessment 各感官的控制能力

瑜伽疗法指导师可以采用“口头进行的各感觉器官控制能力瑜伽疗法 Assessment 半结构化面谈指导书（SSIM-AI）”对控制知觉和运动器官的能力进行 Assessment/评估。

4.2.4 西方临床心理学检查

瑜伽疗法指导师会使用 SOC 心理检查表，对学员/委托者的心理状态进行评估。另外，还包括辨喜瑜伽研究所/瑜伽大学编制的“SVYASA 健康自我鉴定表（SVYASAGHQ）”。

4.2.5 Assessment 认知能力

瑜伽疗法指导师会对委托者的认知标准进行 Assessment。此 Assessment 方法使用的是“瑜伽经心理紊乱瑜伽疗法 Assessment 半结构化面谈指导书（SSIM-YSSMA）”、“瑜伽经错误认知瑜伽疗法 Assessment 半结构化面谈指导书（SSIM-YSAM）”。这些评估所依据的描述之一如下所述。《瑜伽经》是约公元前 300 年汇编的传统瑜伽的经典。可以想见自古以来传统瑜伽就不断传承着辨析人类心理的技艺。可以说这一描述与西方医学中表示人类生理之理想状态的“生理学”一样，是描述人类心理之理想状态的“人类心理功能论”。

参考资料 7：引自《Yoga Sutra/ 瑜伽经》第 1 章

第 30 节：*疾病（阿育吠陀医学中的疾病/生活习惯的紊乱）、昏沉、猜疑、粗心、疏忽、欲念、妄想、精神不集中、心理焦虑这 9 种障碍是导致心理紊乱的原因。*

第 31 节：*苦恼、沮丧、四肢发抖和呼吸困难是心理紊乱的征兆。*

解说 圣典《瑜伽经》据说是约公元前 300 年帕坦加利圣师将当时在瑜伽行者间传承的传统瑜伽教说汇编而成的圣典。帕坦加利圣师在该教说中指出，上述九个因素是导致心理紊乱的原因。对于想要达到三昧状态的瑜伽行者来说，心理紊乱是最大的障碍。瑜伽行者曾分析自己的心智，探索这九个心理紊乱状态产生的原因，并试图消除这些原因。在现代，我们瑜伽疗法指导师也会进行这种自我分析，净化自己的心智状态，同时还依据上述分类方法以净化的意识对学员 / 委托者的精神状态进行 Assessment/ 评估。

参考资料 8：引自《Yoga Sutra/ 瑜伽经》第 2 章

第 5 节：***无明即视有限、不纯、痛苦、非我为无限、纯净、愉快、真我。***

解说 帕坦加利圣师指出，人类有五种烦恼，即“无明、我执、贪爱、憎恨、执著生命并恐惧死亡（《瑜伽经》第 2 章第 3 节）”。正如“无明（Avidya）是其他烦恼的本源（Kurukshetra）……（《瑜伽经》第 2 章第 4 节）”所述，可以说这五个烦恼的根本原因在于无明是苦恼的本源。根据这一描述，上述第 5 节中指出，无明是指四种认知错误，即“1. 视有限为无限；2. 视不纯为纯净；3. 视痛苦为愉快；4. 视非我为真我”。而且帕坦加利圣师还指出了解决方法，即“为了消除这些障碍，必须针对某一真像（Tattva）勤奋修习（Abhyasa）（《瑜伽经》第 1 章第 32 节）”。

如上所述，传统瑜伽展示了心理紊乱的 Assessment/ 评估方法，说明了心理紊乱的原因，同时还给出了解决对策 / 治疗方法。瑜伽疗法正是将这种心理的“生理学”和“治疗科学”应用于生活在现代社会中的我们身上。

4.2.6 Assessment 行为 /Karma（业）能力

瑜伽疗法指导师会对委托者的行为 / 业能力进行 Assessment。此 Assessment 方法使用的是“博伽梵歌行为能力瑜伽疗法 Assessment 半结构化面谈指导书（SSIM-BGAK）”。SSIM-BGAK 对是否存在下列 A ～ D 的行为能力进行 Assessment：A. 有无二元对立的平等感；B. 有无感官的控制力；C. 能否集中注意力；D. 有无有限、无限的识别力。因此，通过这些评估方法，对学员 / 委托者因心理活动产生的健康和不健康的生活习惯进行诊断，并制定瑜伽疗法 Instruction（YTI）指导计划。下面对圣典《博伽梵歌》中有关 A ～ D 的部分描述进行简单介绍。为了进行 Assessment/ 评估，瑜伽疗法会充分利用传承了数千年的圣典的教诲。

A 有无二元对立的平等感：第 2 章 Sankya Yoga(数论瑜伽)

第 38 节：要平等(同等)看待苦乐、得失、胜败，并要怀着这种心情准备作战。这样就可以免于罪责。

解说 我们所生活的俗世充满苦乐、得失这些二元对立的思维方式，我们的情感经常会受到二元对立的困扰。或者说，我们一生都活在被迫二选一的困境之中。但是我们也可以获得超脱这些二元对立思想的“二元对立平等感”。这与谚语“塞翁失马焉知非福”所传达的教诲不谋而合。这种生活方式即是，既然“天”是如此安排的，我们就要首先接受天意再行对应。本节中，黑天神教导面对敌军的阿朱那将军要怀着首先接受天意再行对应的想法来“准备作战”。 瑜伽疗法指导师要 Assessment 学员 / 委托者是否具有这种生活态度。因为若不具有这种生活态度，恐将一生都不得不背负不必要的压力。

B 有无感官的控制力：第 2 章 Sankya Yoga(数论瑜伽)

第 58 节：像乌龟将头和四肢都缩回龟壳里一般，当感觉器官的功用与感官对象完全分离时，此人的智慧就会变得坚定。

解说 阿育吠陀和传统瑜伽在处理心身相关的疾病时最容易使疾病和生活方式恶化的就是本节中的“感觉器官的功用”。若人体马车说中的十匹马能受到马夫“智性 /Buddhi”的良好控制，我们即可健康地生活。为此，必须避免马匹们受到眼前所展现的衣食住相关的各种状况和各类对象的蒙蔽。其表现为本节中的“像乌龟将头和四肢都缩回龟壳里一般”。决非拒绝衣食住相关的对象，而是要注意不被这些对象蒙蔽。瑜伽疗法指导师需要评估学员 / 委托者能否以这种方式生活。

第 62 节：当一个人想要得到感官对象时，就会产生对它的执念。并且会由这种执念产生情欲（Kama），由情欲产生愤怒（Krodhah）。

解说 本节描述的是能够成为心理病素的情欲和愤怒的发生机理。意即，当您涌现出想要得到“感官对象”即衣食住相关的各种物品时，若愿望没有实现，就会产生“为什么？怎么会？”这种愤怒的情绪。瑜伽疗法指导师需要Assessment/评估学员/委托者是否处于动性、暗性这种负面心理病素占主导的心理状态。然后，瑜伽疗法指导师将进行瑜伽疗法Instruction（YTI），教导并指导各种瑜伽疗法技法以便委托者自己能够消除负面情感。

C 能否集中注意力：第3章　无我的行为

第8节：*履行你的义务。因为这一行为优于无为。若你什么都不做，那么连身体都将会无法维持。*

解说　我们有时必须依据各自的义务行事。包括家庭内部的义务、工作义务以及朋友和熟人的义务等等。当我们专心履行因立场产生的义务时，能够获得周围的好评。若不专心履行这些义务，无论理由如何，都不免被非议不履行责任。在谈论自己有无能力履行义务之前，我们先要回答能否集中注意力履行义务。瑜伽疗法指导师需要评估学员/委托者“能否集中注意力”。

第4章　从基于智慧的行为中得到解放

第10节：*众多人通过克服贪恋（Raga）、恐惧（Baya）和愤怒（Krodhah）的思想，并始终专注和皈依于真我，受到智慧（Gyana）与苦行（Tapas）之火的净化，从而达到真我的境界。*

解说　“贪婪迷恋的贪恋、恐惧与愤怒”会使我们的心理病素恶化。瑜伽疗法指导师会评估委托者是否具有这种思想。同时，如同“受到智慧与苦行（努力）之火的净化”一般，还需要传达瑜伽疗法的智慧，引导委托者根据自身的能力努力进行瑜伽疗法习练。这就是瑜伽疗法Instruction（YTI）。

D 有无有限、无限的识别力：第 9 章　主宰者的智慧和秘密

第 11 节：愚昧之人不知伟大的万物之主即是真我，轻慢宿于人类身体内的真我。

解说　所谓“塞翁失马焉知非福”，依靠的是我们人类看不到的天的安排。这种思想属于个人信念，不能强加于学员 / 委托者，但眼前所发生的有些事情却不得不说已超出了人类智慧。典型示例包括日常的天气以及大地震等自然灾害。当遭遇这种灾害（天之气）或意外事故时，即使抱怨“明明我什么坏事都没做，为什么偏偏只有我遇到这种事”也没用，只能冷静处理所面临的事态。瑜伽疗法指导师需要 Assessment 委托者是否具有这种资质。然后，选择进行瑜伽疗法指导的瑜伽疗法 Instruction（YTI）技法，并开始指导。

第 11 章　世间的理想状态

第 49 节：即使看到我令人恐惧的姿态也不要战战兢兢。不必恐惧，要怀着愉快的心情，去看我以前的姿态。

解说　“天 / 神”的姿态并不一定对我们人类友好。地震、大洪水、台风等所有自然现象以及经济波动等社会变动等就是如此。当然，也有美丽得令人叹为观止的大自然风光。另外，这世间的人类中，既有不禁让人以为是神的化身般的人物，也有完全相反的、只能被称作恶棍的人物。但是，依据本节的教导，这些状态都是所谓“天意 / 神姿”。有智慧的人必定拥有“一切都是天意”的思想，并以这种思想处理困难，因此被称为贤者。瑜伽疗法指导师在将这种资质转化为自己的资质的同时，还必须将其作为智性教育对学员 / 委托者进行瑜伽疗法指导。

4.2.7 阿育吠陀的心理病素 Assessment（APDA）表

接下来学习阿育吠陀医学的评估标准。阿育吠陀的精神 / 心理特质包括三种德性（Guna），即 1. Satwa 善性（good quality / 良性）；2.Rajas

动性（abnormal/bad qualities - doshas 异常 / 恶性—Doshas）；3.Tamas 暗性（abnormal/bad qualities - doshas 异常 / 恶性—Doshas）。据说这三种德性在受孕时就已经确定，且某一种病素会占主导，并在此人的一生中一直处于主导地位。下面，介绍《Charaka Samhita（遮罗迦本集）》的部分描述，首先来看其大体的分类。

A. Satwika Prakriti

具有这种气质的人一般具有善良、宽容、正直、相信神、记忆力好、拥有知性创意才能、勇敢等特质，会与他人分享喜悦和悲伤，不受好坏、悲喜、好恶等二元对立的动摇。内科医师遮罗迦指出，这种气质如后所述还可分为七类。

B. Rajasika Prakriti

具有这种气质的人一般具有爱说谎话、残忍、自恋、傲慢、好色、易怒、胆小、自私、易受好恶的影响、总想忙碌等特质。内科医师遮罗迦指出，这种气质如后所述还可分为六类。

C. Tamashika Prakriti

具有这种气质的人的主要特征是悲伤、无神论、邪恶、无明、愚蠢、嗜睡、不喜精神和身体活动。内科医师遮罗迦指出，这种气质如后所述还可分为三类。

尽管动性和暗性占主导之人精神不健康，但并不意味着一定患有身体疾病。不过确实属于容易感到压力、不安、抑郁的体质。

从精神能力的角度来看，能力和意志力分为三类，即：1.Pravara Satwa（意志坚强之人）；2.Avara Satwa（意志薄弱之人）；3.Madhyama Satwa（中等意志之人）。

三种德性 /Guna 与三种病素 /Doshas 之间存在密切的关系。这是因为身体与心相互依存，密不可分且相互影响。阿育吠陀医学认为，身体一个地方不适或多或少会引起其他地方的不适，因此，所有的疾病都与身心相关。下面引用内科医师遮罗迦的部分描述。

参考资料 9：心理与身体病素／Dosha，引自《Charaka Samhita/遮罗迦本集》

第 3 篇第 6 章第 5 节：*病症是不可计量的，因其种类不计其数。但 Dosha/ 病素并不多，是可计量的。我将使用图示并以清晰展示 Dosha 的方式举例说明病症。动性和暗性可以说是两种心理 Dosha/ 病素。这些 Dosha 会引发激情、愤怒、贪婪、迷茫、嫉妒、自恋、自我陶醉、兴奋、恐惧、浮躁等。风（Vata）、火（Pitta）、水（Kapha）是身体的 Dosha。这些身体的 Dosha 是导致发热、腹泻、出汗、肺结核、呼吸困难、尿频、麻风病等的原因。综上所述，Dosha 与人之存在的整体息息相关，而病症则与身体的一部分相关。*

解说　正如上文中所指出的，在阿育吠陀中，病素 /Dosha 被认为是疾病产生的原因，包括两种类型，一种是心理病素，即动性和暗性占主导的心理，另一种则是身体病素，即风（Vata）、火（Pitta）和水（Kapha）。因此，在几千年前的印度，人们尚不知道病原菌等的存在时，认为身心失衡是疾病产生的原因。进入现代后，这些古老的观念一度受到驳斥，但无论使用多少抗生素来消灭病原菌，疾病仍是有增无减。这是因为破坏身心平衡的应激性病症已经遍及全球。在此背景下，阿育吠陀的病素思想有助于拯救现代社会。因此，瑜伽疗法尤其作为一种可将动性和暗性精神恢复为善性占主导的精神的技法，会在阿育吠陀中得到充分利用。

第 3 篇第 6 章第 8 节：*这两者（精神和身体）经常持续相关的各种病症，与激情、发烧等互为共存。*

解说　据说，遮罗迦在约公元前三世纪是一名内科医师，当时他已经在对心身相关的疾病进行评估。

第4篇第4章第34节：***身体中有3种病素/风（Vata）、火（Pitta）、水（Kapha）。这些病素会对身体产生影响。动性和暗性是心理病素。这些心理病素或者身体病素或者两者对心理产生影响时，则会出现病态。若没有这些病素，则不会出现病态。***

解说　内科医师遮罗迦在本节中指出，发病原因在于心理病素，会导致身体病素的紊乱，最终使食物鞘即身体产生疾病。心身相关的疾病在日本也很普遍，因此有些所谓的心身内科医师还开设了诊所。我希望瑜伽疗法能够帮助学员/委托者克服这些心身相关的疾病。

第4篇第4章第36节：***心理分为善性、动性、暗性三种。善性心理比较有益，没有缺陷，没有激情和无知，因此动性和暗性与之相比处于劣势。这心灵的三种德性每个都可根据生物物种的身体和心灵之间的相关关系的种类和程度，相应地分为无数种类。也就是说，身体会受到心理的影响，反之亦然。因此，一些心理形式广为人知，对其相似之处进行以下说明。***

解说　精神的理想状态被称为心理的德性/Guna，据说三种德性的平衡中，要么是善性占主导，要么是动性和暗性占主导，不管哪种德性占主导，其他德性都会一直处于劣势。根据这一比例做出的分类如下所示。由于所有分类名称都在印度文化的背景下使用，因此分类名称遵循了神的地位，并且强烈地反映了印度文化。

下面省略详细描述，仅对名称进行介绍。欲知详情，请参加瑜伽疗法指导师培训讲座进行学习。

参考资料 10：阿育吠陀的心理病素 / Dosha 的理想状态／改善目标，引自《Charaka Samhita/ 遮罗迦本集》

第 4 篇第 4 章第 36 ～ 40 节：

据说《Charaka Samhita（遮罗迦本集）》是内科医师遮罗迦的弟子们对遮罗迦的言论进行汇编而成的内科医书，其中介绍了下述心理分类。由于此分类是在印度的风土背景下流传下来的，故而多为印度式表达，不过生活在现代的我们也能够很好地理解它所要表达的心理分类。

●善性占主导的七种心理病素

1. Brahmā/ 梵天神式

纯洁，正直，自制，同等对待自我与他人，热爱学习教导，能够识别善恶；不存在激情、愤怒、贪欲、自恋、混乱、嫉妒、浮躁心理。

2. Alsa/ 圣贤式

修持护摩火供，热爱学习，具有献身、喜舍、禁欲、服务精神，有想象力，善于交谈，理解力、记忆力强；能够克服自恋、骄傲、执着、仇恨、混乱、贪婪和愤怒。

3. Indra/ 帝释天神式

优秀，和蔼可亲，修持护摩火供，勇敢，精力旺盛，自制，非暴力，有洞察力，有德，富裕，快活。

4. Yama/ 阎摩神式

有责任感，行动妥当，有谦虚，敏捷，记忆力强，优秀；不存在执着、嫉妒、厌恶、混乱心理。

5. Varuna/ 伐楼拿神式

勇敢，有毅力，整洁，厌恶肮脏，修持护摩火供，爱洗澡，非暴力，必要时会愤怒，镇静。

6. Kubera/ 俱毗罗神式

有地位，自信，愉悦，仆人多，有德，累积财富，纯洁，动作灵活，会适当表达愤怒和善意。

7. Gandharvas/乾闼婆半神式

喜欢舞蹈/音乐/演奏，措辞精巧，会作诗、讲故事、谈论历史和史诗，关注香气、花环/香木/女装，擅长与异性交流。

●动性占主导的六种心理病素

1. Ashura/阿修罗式

勇敢，凶猛，咒骂，有优越感，欺诈，残暴，残酷，自我吹嘘。

2. Rakshasa/罗刹莎式

没耐心，易怒，攻击别人的弱点，残酷，暴饮暴食，最喜欢吃东西，游手好闲，苛待别人的身体，嫉妒心强。

3.Paisacha 式

具有贪婪、喜欢女性、贪心、喜欢幽会、不洁、厌恶整洁、胆怯、恐惧和饮食不良等习惯。

4. 蛇式

生气时勇敢，其他时候胆小，敏感，精力充沛，沉迷食物/娱乐。

5.Pryta 式

不断寻找食物，会采取引起问题的行动，会采取负面的行动，说他人坏话，不与他人分享，贪婪，懒惰。

6. 鬼鸟式

热情，沉迷于食物/娱乐，心理紊乱，无力忍受，不愿存钱。

●暗性占主导的三种心理病素

1. 动物式

负面，欠缺知性，忽视食物/行为，沉迷性欲，游手好闲。

2. 鱼式

胆小，不聪明，暴饮暴食，躁动不安，受激情/愤怒支配，总是乱动，喝水多。

3. 植物式

懒惰，沉迷食物，不使用知性/身体。

参考资料 11：阿育吠陀的心理 Dosha Assessment（APDA）表

一般社团法人日本瑜伽疗法学会制作了Assessment表，用以判断上述哪种心理病素在委托者中占主导。

心理病素分类表如下所示。希望您能了解各种病素的差异。

表4　MENTAL CONSTITUION　气质

MENTAL CONSTITUION　气质			
Mental Functions 精神功能	Satva／善性	Rajas／动性	Tamas／暗性
Concentration 专注力	Very clear 非常专注	Hyperactive 多动	Cloudy 迟钝
Memory 记忆力	Good 好	Moderate 一般	Poor 差
Will power 意志力	Good 好	Moderate 一般	Poor 薄弱
Honesty 诚实度	Very good 非常诚实	Variable 善变	Weak 不诚实
Peace of mind 安心程度	Always 非常安心	Mostly 时常安心	Rarely 不安
Creativity 创造性	Generally 富有创造性	Occasionally 经常有创造性	Rarely 无创造性
Spiritual study 灵性上学习程度	High 高	Moderate 一般	Low 低
Mantra/Prayer 念咒、祷告	Daily 每天	Occasionally 偶尔	Never 从不
Meditation 冥想	Daily 每天	Occasionally 偶尔	Never 从不
Selfless service 利他的服务活动	Often 频繁	Occasionally 偶尔	Rarely 很少
Relationships 人际关系	Harmonious 协调	Passionate 热情	Disturbed 不稳定
Anger 愤怒	Rarely 很少发怒	Frequently 经常发怒	Frequently 经常发怒
Fear 恐怖	Rarely 基本感觉不到恐怖	Sometime 偶尔感到恐怖	Frequently 经常感到恐怖
Desire 欲望	Little 少	Some 一般	Uncontrollable 无法控制
Pride 自尊心	No ego 非利己主义	Some ago 一定程度上有	Egoistic 自私自利
Depression 抑郁	Never 完全没有	Sometimes 偶尔	Frequently 经常
Love 爱	Universal 普遍	Personal 个人	Lacking in love 缺爱
Violent behavior 暴力行动	Never 无	Sometimes 偶尔	Frequently 经常
Attachment 执念	Detached 无执念	Occasionally 偶尔	Attached 有执念

Forgiveness 宽容度	Forgive easily 很宽容	With effort 努力做到宽容	Grudges 憎恨
Diet 食物	Vegetarian 吃素	me meat 也吃肉	Frequent meat 吃肉较多
Addictive behavior 依存行动	Never 无	Occasionally 偶尔	Frequently 经常
Sensory impression 知觉记忆	Calm 平静	Mixed 混杂	Disturbed 凌乱
Sleep requirement 必要的睡眠时间	Little 少	Moderate 一般	Excessive 过度需要
Sexual activity 性行为	Controlled 能够控制	Intense 激烈	Uncontrollable 无法控制
Control of senses 对感觉的控制	Good 好	Moderate 一般	Low 无法控制
Speech 对话	Peaceful 平和	Agitated 激动	Dull 迟钝
Cleanliness 整洁性	High 非常整洁	Moderate 一般	Low 低
Work 工作	Selfless 非利己主义	Reward centered 要求报酬	Aimless 无目的

4.3 智性鞘的瑜伽疗法 Instruction（YTI）指导理论

本智性鞘的瑜伽疗法指导的目的在于，对人体马车说中的车夫、即内在心理器官之一的“智性 /Buddhi”的功用进行修正。若学员 / 委托者已经存在各种社会问题，而且已经在食物鞘、气能鞘、心意鞘方面出现各种问题，那么可以 Assessment 出该学员 / 委托者在本鞘的“智性”功能、即“对来自外界的信息和记忆进行认知、判断、预测、决断并给出行动指令”方面出现了障碍。因此，首先要进行瑜伽疗法 Instruction（YTI），让学员 / 委托者意识到自己可以通过 Breathing Exercise(呼吸运动) 等意识身体和呼吸来控制自己。因为这样可以在本鞘中意识并自己控制自己的智性功能。主要的瑜伽疗法技法是被称为 Samyamah（掌控）的王瑜伽冥想，是从奥义书圣典时代在喜马拉雅传承数千年的吠陀（思考主题）冥想。关于王瑜伽冥想，《瑜伽经》第 2 章中有如下描述。

第 3 节：无明、我执、贪爱、憎恨、执著生命并恐惧死亡是烦恼。

第 10 节：这些微小的烦恼可通过瑜伽行者的意识归灭于它们的原因来消除。

第 11 节：这些烦恼的活动必须通过禅定（禅那 /Dhy ā na）来消除。

第 12 节：无论是过去还是将来了结的业（Karmasaya），都在各种烦恼（Kleshas）中有其根基。

我们在指导这种冥想技法的同时，还会将进行吠陀冥想思考时的“判断标准”即“传统瑜伽的诗节 /śloka”作为智性教育传达给学员 / 委托者。也就是说，让学员 / 委托者记住 Jnana Yoga（智瑜伽）、Bhakti Yoga（奉爱瑜伽）、Karma Yoga（业瑜伽）、Raja Yoga（王瑜伽）这四大瑜伽传承下来的判断标准。以下 * 项对本智性鞘的瑜伽疗法 Instruction（YTI）的内容进行了总结，并指出自古以来的传承以作参考。

* 让学员 / 委托者对显现的有意识的记忆 / 知性和感性的认知方式进行客观的审视，修改认知。
* 尝试通过本智性鞘进行瑜伽疗法指导，从而使学员 / 委托者能够习得心身的自我控制方法，并获得包含身体、精神、社会健康以及 Spiritual/ 精神上（灵性上・健全的自我认知）健康在内的完全健康（解脱）。
* 本鞘技法的特征在于冥想指导（王瑜伽冥想 / 吠陀冥想）。
  口头的瑜伽疗法 Darshana(YTD)/ 智性教育、四大瑜伽理论教育也很重要。

下面是瑜伽疗法 Darshana 的 4 个原理。详细内容请参考了木村慧心所著的《印度五千年的精神治疗》，实际技巧推荐参加瑜伽疗法指导师养成讲座。

瑜伽疗法 Darshana (YTD) 理解问题的 4 个原理

瑜伽疗法 Darshana(YTD) 是：被问题 (problem) 困扰着的人，来到瑜伽教室 (Place)，于是，拥有印度五千年智慧的专业人员 -“瑜伽疗法指导师”通过一定的瑜伽疗法的指导过程 (process) 去帮助他们。

这是瑜伽疗法指导师和学生 / 委托者共同进行的一系列问题解决的作业过程。为了解决问题，瑜伽疗法指导师 (Professional) 应该向学生 / 委托者提供怎样的印度五千年的智慧 (Provisions) 使之与改善主诉症状与问题相互关联，并取得知情同意 (IC)。

提供这个技巧 provisions 时，有必要给予学生 / 委托者试着解决问题的动机 (motivation)，为了让学生 / 委托者有自己解决问题的能力 (capacity) 瑜伽疗法指导 (yti) 是很重要的事情，其中包括提供自我练习的机会 (Opportunity)。

因此，改善主诉、解决问题的瑜伽疗法 Darshana (YTD) 不仅是解决问题的过程，同时也要视为是帮助人们成长而努力的 (Tapas) 的一个机会。

第 1 原理：解决问题的主体是委托者本人

第 2 原理：重视社会矛盾（人际关系、金钱）的问题

第 3 原理：明确构成瑜伽疗法 Darshana (YTD) 的以下 6p 要素：

- 人 Person
- 问题 Problem
- 场所 Place
- 过程 Process
- 瑜伽疗法指导师 Professional
- 提供智慧 Provisions

第 4 原理：致力于解决问题。努力激发学生 / 委托者其内心蕴藏的「潜力和可塑性 Workability」努力给予“成长和潜能发挥的机会”。这样学生 / 委托者就不是患者了 (Patient)，而是可以理解为成长过程中的修行者

（Sādhaka）。

4.4 智性鞘的净化法与指导法

对王瑜伽冥想法（帕坦伽利大师著作《瑜伽经》中描述的冥想技法）和吠陀冥想法（聆听、思考、日常冥想、觉悟）进行指导。下面根据历史圣典的描述对理论背景进行解说。

参考资料12：引自Pathanjali（帕坦伽利）大师的《Yoga Sutra瑜伽经》/Raja Yoga（王瑜伽）冥想 第2章

第28节：***随着对瑜伽各部分的修习，心灵的不纯将逐渐消失，最终智慧之光开始显现，并产生明辨（Viveka khyati）。***

解说 本节中的“瑜伽各部门”指的是下述第29节中描述的各种技法，据说随着对这八种瑜伽技法的习练，“心理的不纯将逐渐消失”。《瑜伽经》第2章第43节中指出“苦行（Tapas）会去除不纯，从而熟练（Siddhi）控制身体（kāya）和感官（Indriya）”，也就是说不断反复修习这八个阶段的各种习练方法而做出的努力/苦行将会净化我们的心灵。此外，《博伽梵歌》圣典最后一章第18章第37节中指出“勤奋修习（Abhyasa）开始时也许像毒药，结束时却像甘露，能唤醒人去觉悟自我，最终进入和平境界（Prasada）。据说这是善性占主导的幸福”。勤奋修习（Abhyasa）是指不断反复修习同一件事，这一努力/苦行“将会消除心中的不纯”。

第29节：***瑜伽的八支是指禁戒、劝诫、体式、调息、制感、专注、禅定、三昧。***

解说 习练本节中的八支的修行法的目的在于“净化心理作用”。因为只要心灵得到净化，隐藏在内心深处的“纯粹意识/真我”之心将不受污染，直接经过喜乐鞘和智性鞘，于人体五脏之外闪耀。禁戒/Yama是指非暴力、不说谎、不窃盗、不邪淫、不贪婪的自制法。劝诫/Niyama是指纯净、知足、苦行/努力、自我研习、敬奉的自制法。体式是一种锻炼身体的方法，被称为Asana。调息是一种呼吸控制法。制感是控制十个感觉器官的方法。专注是精神集中法。禅定是本章中概述的冥想法。三昧是引导习练者从喜乐鞘升华到大彻大悟的深度冥想法。渐次修习这八个阶段的王瑜伽修行法是一种净化身心的方法，瑜伽疗法就是指导学员/委托者习练这些简易技法。

第35节：当瑜伽行者笃行非暴力（Ahimsa）时，所有生物都会对其放弃敌意。

解说　本节及下列各节描述了心理作用得到净化后出现的社会现象。本节中，若修行者不再经由身（身体）、口（言语）、意（心灵）三个维度对周围使用暴力，不仅周围的人，所有生物都将不再怀有敌意地接近修行者。意即，这一教诲让人们觉悟到，来自周围的暴力就是自己内心的写照，通过净化自己的内心，能够防止自己心中的暴力落在自己身上。例如，圣典《瑜伽经》教导我们，我们之所以会受到周围的压迫和压力的骚扰，是因为这些暴力因素就潜伏在我们自己的“身口意”中。瑜伽疗法指导师会根据这些教义提供冥想指导。但若在学员/委托者还没有做好心理准备时，瑜伽疗法指导师就传授这些教义的话，只会引起不必要的抵抗。归根结底，还是要在对委托者的心理准备程度进行诊断后再进行冥想指导。肯特·M·基思（Kent M.Keith）在哈佛大学读书时，为高中生写了《矛盾十诫》（The Paradoxical Commandments），其中提到：无论周围发生了任何压力情况，都要继续坚持自己的信念，淡定行事。这首诗还被特蕾莎修女引用。肯特所作诗的最后一行追加了这样一段话：这些压力事态都是“你和上帝之间的事”，意即，都是“神赐予的恩典，而非他人犯下的恶行，这一恩典正是为了‘让你自己了解自己’”。下面引用全诗。这一教义与日本的“这个世界就是自己内心的写照”不谋而合。瑜伽疗法指导师会根据本节中的判断标准，对委托者的精神状态进行评估。

《矛盾十诫》肯特·M·基思

1、人们缺乏逻辑、乖戾无理、自我中心。但你依然爱他们。

2、如果你做好事，人们会指责你别有用心。但你依然行善。

3、如果你成功了，你会赢得假友真敌。但你依然成功。

4、你今日行善，明日就会被忘记。但你依然行善。

5、诚实和坦诚使你容易受到攻击。但你依然诚实和坦诚。

6、胸怀鸿鹄之志的伟人，容易被有只燕雀之志的小人击倒。但你依然胸怀大志。

7、人们同情失败者，却只跟成功者同行。但你依然为失败者奋斗。

8、多年的经营，也许会毁于一旦。但你依然经营。

9、帮助需要帮助的人，可能招来攻击。但你依然帮助别人。

10、尽最大努力奉献人类，也许会换来非难和打击。但你依然尽最大努力奉献。

‹追加›作者不详

你瞧，说到底，它是你和上帝之间的事，而从不是你和别人之间的事。

You see, in the final analysis, it is between you and God; It was never between you and them anyway.

第36节：*当瑜伽行者笃行诚实（Satya）时，其将得享无为之治。*

解说　本节讲授了瑜伽疗法习练者“过上想要的生活的秘诀”。也就是说，“要诚实”。为了做到诚实，要自觉净化自己“此时此地”身口意的所有状态。如同“狼来了”故事所讲述的一般，少年谎称狼来了，并嘲笑为此感到恐惧的农民，最后当狼真的来了，少年呼唤人求救时，却再没有人相信他，最后被狼杀死。这则寓言故事传达了与本节相同的教诲。我们不管处于任何压力之下都不能失去诚实，要以一种能够留下我们想要的结果的方式生活。迄今为止，传统瑜伽已经将这种智性教育传承了数千年。瑜伽疗法指导师会根据本节中的判断标准，对学员／委托者的精神状态进行评估，并进行瑜伽疗法指导。

第 37 节：当瑜伽行者笃行不窃盗（Asteya）时，其面前将汇聚各种财宝。

解说 生活在现代压力社会中，压力的主要来源是：1. 人际关系；2. 金钱；3. 自尊心 /Pride。本节讲授了不受有无“2. 金钱”之蛊惑的秘诀。每个人都认为手头有很多钱比较好，但是传统瑜伽教导我们，金钱的多寡取决于我们“是否具有窃盗之心”。简而言之，越是“想要！想要！”的人，越得不到金钱。越是认为不需要金钱，例如“不属于我，不适合我”，越会获得充足甚至更多的金钱，另外由于这种人会将这些金钱回馈给社会，不会把它当做自己的东西，因此又会获得新的金钱。如本节所述，虽然拥有“各种财宝”，但是身口意诚实之人并不将其视作“自己的东西”。瑜伽疗法指导师会根据本节中的判断标准，对学员 / 委托者的精神状态进行评估，并进行瑜伽疗法指导。

第 38 节：当瑜伽行者笃行不邪淫（Brahmacharya）时，其精力（Virya）将得以增长。

解说 在传统瑜伽的修行中，年轻的修行者会努力修行而不娶妻结婚。这种修行僧叫做 Brahmacharya（禁欲修行者）。本节中指出，年轻时的精力要用于修行，而不是房事。这种教义同样适用于我们现代人，而且讲授了获得精力的秘诀。瑜伽疗法指导师会根据本节中的判断标准，对学员 / 委托者的精神状态进行 Assessment，并进行瑜伽疗法指导。

第39节：***当瑜伽行者笃行不贪婪（Aparigraha）时，就会理解为何会诞生。***

（解说）在当今压力社会，日常变化频繁，容易迷失人生的意义，忘记自己是为了什么而生活。贫穷国家的人们姑且不谈，在物质特别丰富的发达国家，人们不再认为人生就是追求富裕的衣食住。若没有明确的生活目的，则会增加患上药物依赖等各种依赖症的危险。本节中指出，若我们不再有"我想成为这样。我还想做那件事"等等的贪婪意识，就会明白我们为什么会出生到这个世界并且现在生活在这里。这是因为，不贪婪这种无心意识能够让我们很好地理解自己所处的状况，并且能够理解上述诗中所述的、自己所处的状况"全都是你和上帝之间的事，而从不是你和别人之间的事"。本节讲授了领悟自我存在意义的秘诀。瑜伽疗法指导师会根据本节中的判断标准，对学员/委托者的精神状态进行Assessment，并进行瑜伽疗法指导。

第40节：***若能坚守清洁（Saucha）戒律，将会厌恶自己的身体，不再接触他人的身体。***

（解说）据说使我们的精神失常的元凶有三个，即：社会人际关系、金钱关系、自尊心。本节中指出，我们尽量避免陷入人际关系特别是男女关系之中。上面提到的修行僧时代，更是如此。即使是在离婚率很高的发达国家，上述这三大造成心理紊乱的因素也会交织在一起，打乱我们的日常生活。总之，本节中指出，为了避免日常生活变得复杂，应当简化社会人际关系、金钱关系、自尊心，而不是制造复杂的处境。瑜伽疗法指导师会根据本节中的判断标准，对学员/委托者的精神状态进行Assessment，并进行瑜伽疗法指导。

第41节：***进而净化悦性，产生愉悦、专注力，克服感官，适应对真我的觉知。***

解说 这种简化的生活使我们易于集中精神并获得自由，获得本节中指出的各种异能，特别是“专注力、对感官的克服”。而且，由于可以整日淡定地专注于一件事，因此能够很好地接受“全都是你和上帝之间的事，而从不是你和别人之间的事”、“塞翁失马焉知非福”这种天意/意愿。这甚至会成为本节所述的“觉知真我”之力，使人们不易陷入无常的世事之中。瑜伽疗法指导师会根据本节中的判断标准，对学员/委托者的精神状态进行Assessment，并进行瑜伽疗法指导。

第42节：***满足（Santosha）将带来无上的幸福（Sukka）。***

解说 如同“知足者常乐”所说，只要觉得“现在的一切都很适合我”，就会变得很幸福。莫里斯·梅特林（Maurice Maeterling）于1908年出版的童话故事《青鸟》（Blue Bird）也传达了同样的教诲。故事开始于一个圣诞节前夜，在连圣诞老人都会忽略的樵夫小屋里，蒂蒂尔和米蒂尔兄妹俩并排靠在窗边，眺望着热闹的村庄。那里有许许多多的礼物和华美的晚会。然而兄妹俩家里很穷，只能远远地看着。就在这时，突然有一个奇怪的老婆婆出现在二人面前，拜托他们帮忙寻找青鸟。兄妹俩最终没能找到青鸟，但其实青鸟一直都在他们的家里。如同这则童话故事般，传统瑜伽教导我们，幸福的青鸟一直都在我们的心中。而瑜伽疗法指导师的任务就是向不断在外部世界寻求幸福之源的学员/委托者提供智性教育。本节讲授了获得幸福感的秘诀。瑜伽疗法指导师会根据本节中的判断标准，对学员/委托者的精神状态进行Assessment，并进行瑜伽疗法指导。

第43节：苦行（Tapas）会去除不纯，从而熟练（Siddhi）控制身体（kāya）和感官（Indriya）。

解说　本节中的苦行指的是人类的努力。无论是运动、艺术、烹饪还是科学研究，从事任何职业都需要付出努力。据说，不断努力的人的内心自然而然会得到净化。因为要获得各种知识和技能，就必须控制自己。当能够灵活地活动身体，控制十个感觉器官时，心灵就会得到净化，并获得自我控制力。本节中指出，努力 / 苦行能够让我们获得自我控制力。对于生活在这个压力社会中的我们来说，自制力正是我们保护自己的最强盔甲。瑜伽疗法指导师的工作就是评估学员 / 委托者是否具有这种自制力，并使用瑜伽疗法技法，帮助学员 / 委托者获得这种能力。本节讲授的就是获得自制力的秘诀。

参考资料13：来自古典的建议：引自Swami Vidyaranya（斯瓦米·维迪安拉涅）上师所著圣典《Panchadashi/ 潘查达西》的第1章 / 吠陀冥想

生活在七世纪的Shankara(商羯罗)圣师曾在印度的东西南北建立了四大Shankara(商羯罗)僧院，南印度的斯林格利僧院即是其中之一。圣典《Panchadashi(潘查达西)》就是Swami Vidyaranya(斯瓦米·维迪安拉涅)上师于1377～1386年在南印度的斯林格利僧院担任Shankara（商羯罗）时完成的著作。圣典《Panchadashi(潘查达西)》分十五章(Pancadasha prakaraṇa)，对商羯罗圣师的吠檀多哲学进行了解说。此十五章分三部进行解说。第一部为Viveka Panchaka（区别非真实与真实），第二部为Deepa Panchaka（讨论纯粹意识之真我），第三部为Ananda Panchaka（讨论绝对者“梵”的喜乐）。通过本书可以整体学习《奥义书》圣典中阐述的吠檀多哲学。本圣典中描述的自《奥义书》圣典以来的冥想法如下所述。

第53节：想要找到圣言“彼为汝 / 此为神”的真正含义，需要践行以下三种

方法。意即，首先要尊重对其含义的传统解说，并在信赖的基础上进行调查，倾听教诲（聆听 / Sharavana）。进而，以这些解说和导师的说明为素材，在沉默中调动判断力进行分析（思考 /Manana）。

解说　冥想法是一种发现并领悟世界上不变的真理的瑜伽技法，如本节所述，冥想要从聆听 / 思考开始进行。这种运用智性 /Buddhi 力量的冥想法不仅会引导瑜伽行者进入大彻大悟的境界，还能使接受瑜伽疗法指导的学员 / 委托者获得许多认知上的变化。

第 54 节：*如果这些分析和思考可靠、可信，心灵便可专注于真我，从而能够进行不间断的冥想（深冥想 /Nididhyasana）。*

解说　当养成习练“思考”的习惯后，习练者就会进入本节所说的“在日常生活的任何场景下都能保持冥想意识的深冥想 /Nididhyasana”意识状态。意即，习练者将会获得连续冥想状态的意识。最好进行瑜伽疗法指导的瑜伽疗法指导师也处于这种意识状态，而且最好瑜伽疗法指导师能以这种意识状态引导学员 / 委托者。

第 55 节：*心灵到达了冥想的高级境界后，会像置于无风环境中的烛火一样稳定。“1. 冥想者”和“2. 冥想意识”会进入到所有冥想对象的唯一绝对存在即真我当中。这种奇特的意识状态被称为三昧（Samadhi）。*

解说　内科医师遮罗迦也指出，这种“解脱”的意识状态才是完全健康的状态。此处的瑜伽、三昧和解脱的意识状态具有相同的含义。在压力社会中，许多人会心神不安，并发心身疾病。在这种情况下，更能体会到勤奋修习 /Abhyasa（即修习本节记载的印度自古以来的吠陀冥想并不断反复修行冥想）的重要性。

第 62 节：*进入三昧境界后，会对崇高的吠陀圣典的内容有一个纯粹的理解，摆脱（疑问、暧昧等）障碍，并能够正确地理解哲学。*

解说　传统瑜伽行者们就是这样克服众多的认知错误，达到解脱境界，从而摆脱俗世的障碍，进入完全自由的境界。我们应当对习练瑜伽疗法的学员/委托者进行瑜伽疗法指导，帮助其达到这种境界。因此，在进行瑜伽疗法指导时，必须确保可以随时过渡到传统瑜伽修行。

4.5 避免和预防智性鞘层面的意外伤害和不良反应的心得

在发动委托者的智性鞘时，应注意以下几点。

1. 瑜伽疗法指导师不得向习练者询问不必要的个人信息。
2. 瑜伽疗法指导从体式和调息法开始，不可轻率地以往事为题材进入冥想指导。
3. 对于有的吠陀冥想主题，习练者可能会拒绝调查。不要强迫习练者。
4. 特别是有些习练者会拒绝反思过去。不要强迫习练者。
5. 无需特别强调冥想坐姿，可以使用椅子。
6. 有些人不想承认自己的思维方式存在问题。不要强行指出意识的理想状态/差异。
7. 从能帮助习练者产生自信的冥想指导开始。
8. 要对委托者的个人信息保密。
9. 从使用身体的瑜伽习练方法开始指导，时机成熟后引导其进入冥想习练。

一般社团法人日本瑜伽疗法学会发表了一些经认证的瑜伽疗法指导师参与的意外伤害和不良反应事件。请参照主页。

4.6 智性鞘相关病例报告

为了让人们了解瑜伽疗法在临床环境中进行指导的实际情况，下面介绍一个创作案例，其中汇总了几起智性鞘相关病例报告。该病例通过对几个典型病例进行润色加工而成，用于培训教材之用。

4.6.1 创作案例 5：针对抑郁症的瑜伽疗法指导报告

瑜伽疗法研究所　用贺太郎

1.前言

抑郁症是现代社会中人人都有可能患上的疾病。本病例中的练习者是一位性情温厚，工作上埋头苦干，被周围人寄予厚望的努力的女性。但在其不到 60 岁的时候，身体健康出现了问题，日常生活也受到了影响，后来通过瑜伽疗法练习改善了症状。

2.病例

【练习者】59 岁、女性、身高 157cm、体重 56kg、家庭主妇。

【主诉】感到焦虑、悲壮，失眠，并感到忧郁。

【家族病史】父亲 53 岁时死于胃癌，母亲 80 岁时死于抑郁症。

【诊断病名】X － 4 年(55 岁)时由 A 精神科诊所心理治疗内科 B 医生诊断为焦虑性神经官能症,X － 1 年(58 岁)时由 C 医院 D 医生诊断为抑郁症。

【既往病史】X － 7 年(52 岁)时由 E 内科 F 医生诊断为十二指肠溃疡，住院 2 周。X － 2 年(57 岁)时在 G 医院住院 1 个月。

【现病史】练习者原来在保险公司工作。业绩经常排第一，有 30 个部下，不论是工作还是家庭，每天需要操心很多的事。X － 4 年(55 岁)时在 A 精神科诊所进行咨询，医生给开了药。从这时候起感觉到了精神上的焦虑，提不起兴致。节假日即使身体情况不好，也坚持做家务，之后就呼呼大睡。家人多次劝其辞职。就这样，有一天，回家后没有办法准备晚饭了。即使看着食材也完全没有主意，特别是傍晚被一种无法言说的焦虑侵袭。X － 2 年(57 岁) 时不得已从工作了 24 年的公司辞了职。丈夫已经退休(X － 2 年)。练习者在夫妇重新开始的新的日常生活中怎么也找不到节奏，产生了新的压力。X － 1 年(58 岁)时由 C 医院 D 医生诊断为抑郁症，并给开了药。经女儿建议，于 X 年 10 月(59 岁)开始瑜伽疗法练习。

【生育及生活史】兄弟姐妹 5 人(1 个姐姐、3 个哥哥）中的老小。练习者 33 岁，丈夫 36 岁的时候发现了肺癌，做了个大手术，切去了一个肺。由于丈夫生了大病，考虑到家庭的未来，加上母亲劝说，开始工作。丈夫正在住院的时候，娘家的哥哥在做农活的过程中因拖拉机事故身亡。丈夫出院几天后，又发生了长子被车撞的事故。母亲在哥哥死后得了抑郁症，80 岁时去世。

【瑜伽疗法史 / 主诉・症状变化】X 年 10 月(59 岁)起在社区中心开始每周 1 次、每次 90 分钟的练习。初次练习时虽然自述了诊断病名，但通过瑜伽经心理紊乱瑜伽疗法 Assessment 半结构化面谈指导书 (SSIM-YSSMA)，判断难以将注意力集中到身体上，“6. 渴望”与“9. 找不到新出路”得分都高达 5/5 分。经判断，其原因是由于瑜伽经错误认知瑜伽疗法 Assessment 半结构化面谈指导书(SSIM-YSAM) 中“A 无法识别有限、无限的错误认知”得分高达 5/5 分。于是，作为瑜伽疗法 Instruction(YTI)，指导其进行呼吸练习。即使这样仍然不能集中，注意力涣散。此外，加入了口头的瑜伽疗法 Darshana(YTD)，听其讲述了以前的人生经历。去评估对于血亲去世等喜乐鞘层面的过去记忆不全根据博伽梵歌行为能力瑜伽疗法 Assessment 半结构化面谈指导书(SSIM-BGAK)，“D 有限、无限的识别能力”得分为 2/5 分，存在得分低的缺陷，经 YTA 认为，这是出现主诉症状的主要原因。之后，作为 YTI，在反复指导进行施加 Isometric 等长负重的各种 Sukshma Vyayama（精微体操）练习的过程中，X 年底左右的症状变化 (CCC) 是好像能够感受到自己的身体了。X ＋ 1 年 1 月～ 2 月，在自己家收留了被火灾烧了房子的亲戚。另外，从这位练习者的言行来看，CCC 是：不知道是所面临的环境发生了变化还是价值观发生了变化，经 YTA 认为， SSIM-YSAM 中“A 无法识别有限、无限的错误认知”得分由1/5分改善到2/5分，SSIM-BGAK中“D有限、无限的识别能力”得分由2/5分提高到4/5分。X＋1年5月左右，不再感到悲壮感、忧郁，表情开始明快起来。据闻高睡眠障碍、起床太早等症状有变化，但是医生开的安眠药在X＋1年9月时已经用完了。经YTA认为，SSIM-YSSMA评分显示，“6.渴望”与“9.找不到新出路”得分均由5/5分下降到2/5分。下面的心理检查的检测时间，第一次是X年9月，第二次是X＋1年5月。其数值如下：SVYASA健康自我诊断的变化为，身体健康程度18⇒19/21分，情绪健康程度12⇒21/21分，对待社会的健康程度12⇒14/21分，自我存在的健康程度13⇒21/21分，合计56⇒75/84分，均有增加。

【基于本人自述的现状报告】比以前的自己更加灵活了。还在吃的药只剩两种了。处方内的安眠药已经没有了，有4～5天有点焦虑，女婿说：“妈妈，即使不睡觉也不会死人的”，果然过了2～3天以后就习惯了，没事了。现在也不是每天必须打扫卫生了，差不多的时候才打扫一次。晚饭会让丈夫帮忙一起做。丈夫比以前更体贴了。以前丈夫不喜欢女人去赚钱，现在承认因为妈妈出去工作我们才有了今天。X＋1年5月，经常去的C医院的D大夫说我走路姿势、表情和以前大不一样了，好像换了一个人。现在在医院候诊室的时候有一种违和感，会反思：以前我也是这样吗？有时候感觉不喜欢在这里呆着。开始学习弹钢琴了(X＋1年9月)。

3.观察结语

这位练习者长期处于过度紧张状态，看上去心身俱疲。通过反复练习，能够客观看待自己了。另外，夫妻双方都退了休，在崭新的生活中，克服了种种摩擦，开始为对方着想。建议其每天进行短暂的吠陀冥想练习，据说已经在实施了。可以认为其通过进行瑜伽疗法的练习，能够在之前不曾拥有的时间中，接触呼吸、身体、意识，尽可能地接近本来的自己。今后希望通过帮助恢复的瑜伽疗法指导促使这位练习者感觉到幸福。

第 5 章
喜乐鞘的瑜伽疗法 Assessment（YTA）与瑜伽疗法 Instruction（YTI）

～喜乐鞘 / 我执、心素（Citta）/ 被忘却的记忆～

5.1 从瑜伽疗法角度来分析喜乐鞘的发病理论

在喜乐鞘中，特别是过往的无明会成为被忘却的记忆，可能会不自觉地唤醒委托者。例如，回顾人体五藏说和人体马车说可知，源自无明的负性记忆信息传递给智性后，智性对该信息的错误认知（将无常错认为不变，将不纯错认为纯净，将痛苦错认为快乐，将小我错认为真我）将会创造新的苦恼。因为对于这些来自记忆的信息的执着、拘束、不安、抑郁等负面情绪反应都会发生在智性鞘。甚至会造成十种感觉器官的紊乱（心意鞘），进而导致呼吸等自主神经的紊乱（气能鞘），最终会导致人体组织和器官的紊乱（食物鞘），从而引起各种心身疾病和各种精神疾病。这就是从以传统瑜伽中的人体构造论和人体功能论为基础的瑜伽疗法角度分析出的发病理论。

5.2 喜乐鞘的瑜伽疗法 Assessment（YTA）检查表

据说在传统瑜伽中，本喜乐鞘被定义为考虑“喜乐鞘”这一人类心理的、最深层的鞘 /Cover，包括四种内在心理器官中的“我执（Ahamkara）”和“心素（Citta)”这些心理器官（脏器）。其中，心素(Citta)起到记忆仓库的作用，而且由于这一记忆仓库中也会存储创伤等受伤的记忆，因此源自于此的负面信息会不断地打乱“智性 / 车夫”的判断和决定。帕坦伽利大师的著作《瑜伽经》第 1 章第 2 节中首先阐明并在下文中指出，传统瑜伽的修行目的是对心素(Citta)的作用也进行净化 / 使其善性占主导。

瑜伽就是要让心素（Citta）的作用止息。

解说　对于该“止息”技法将作为瑜伽疗法 Instruction（YTI）在后文进行描述，在本节中，瑜伽疗法指导师首先需要评估心素(Citta)中的忘却记忆的各种（善性、动性、暗性占主导）状态。下面指出评估要点。

5.2.1 运用 SOC、SVYASA 健康自我鉴定表等：确认习练期间前后的变化

参考资料 14：实施 SOC 调查，评估是否具有以下 a.b.c. 中的能力

艾伦・安东诺维斯基(Aaron Antonovsky)对在第二次世界大战后从世界各地移居以色列的移民实施了社会学调查，并完成了被称为SOC（应对能力Sense Of Coherence协调能力）检查表的健康调查表。此健康调查表得分高的人被视为具有自行创造健康的能力，因此安东诺维斯基的理论也被称为“健康本源学”。据说健康本源学涉及以下三个要素。

a. 可理解性：Comprehensibility

确信在自己的生活环境中遇到的事情都是有序并且可预测的。

b. 可管理性：Manageability

确信能够自由利用资源来切实应对压力，并能够成功予以克服。

c. 有意义：Meaningfulness

旨在将应对压力视为有意义的事或者挑战，激励人们着手进行实际的应对行动。

* 若瑜伽疗法指导师评估学员 / 委托者缺乏 a.b.c. 中的能力，则要督促其填写 SOC 检查表，并调查其抗压性。据说得分越高，抗压性越好。

参考资料 15：判定 PTSD 的判定标准

可使用以下精神病学和临床心理学专家的信息作为参考。

自填问卷调查（Impact of Event Scale-Revised version/IES-R）、PTSD临床诊断面谈量表(面谈人填写)

解说 这些 PTSD/ 创伤后应激障碍 /Posttraumatic stress disorder 的调查应当交由专家进行，仅需将调查结果告知瑜伽疗法指导师即可。

参考资料 16：PTSD 症状的三种分类

以下为PTSD症状的三种分类，应评估是否具有以下三种症状，并与精神科医生共同应对。

1. 回想起创伤，发生闪回。也在梦中出现。仅看到类似创伤的东西就陷入恐慌。
2. 可能会因麻痹、创伤或压力而导致健忘，如发生游离性健忘，无法回忆起对自己来说重要的信息，或是体验痴呆般的经历，失去现实感，甚至回避类似创伤的东西。
3. 过度觉醒（Hyper arousal），总是紧张，变得越发失眠、烦躁。

解说 瑜伽疗法指导师 Assessment 到 1 ～ 3 这些症状后，应在专家的指导下共同应对。

5.2.2 评估是否患有失社会症（无法融入社会）

学员 / 委托者的自我存在崩溃的话，将会对社会产生负面思想，会在各种情况下引起社会问题行为。瑜伽疗法指导师需要评估此类问题的思想和行为，并 Assessment 其背后是否存在“忘却记忆”。

参考资料 17：从《Bhagavad Gita/ 博伽梵歌》角度来分析瑜伽疗法Assessment(YTA)，引自《Bhagavad Gita/ 博伽梵歌》第 16 章　人的心境清净度检查表

通过确认是否具有以下各项来评估是否患有失社会症。智性鞘也可以此作为参考。

第 1 ～ 3 节：*1. 无畏 2. 心地纯洁 3. 努力修正认知 / 坚持智慧瑜伽 4. 为社会服务 / 布施 5. 自制 6. 自觉无明 / 奉行祭祀 7. 研习圣典 / 诵读 8. 努力 / 苦行 9. 诚实　10. 非暴力 11. 正直 12. 不发怒 13. 怡然弃绝 14. 承受力强 / 平和 15. 不诽谤 16. 怜悯众生 17. 不贪婪 18. 和蔼 19. 谦虚 20. 不浮躁 21. 精力充沛 22. 宽容 23. 坚定 24. 无恶意 25. 不骄慢*

第 4 节：*阿朱那啊！虚伪（Damba）、狂妄（Darpa）、傲慢（Abhimana）、愤怒（Krodhah）、粗暴（Parshuya）、无知（Ajnana），这些属于生来具有魔性的人。*

第 5 节：*神性使人解脱，魔性使人受束缚，阿朱那啊！不要忧伤，你生来就具有神性。*

解说　《博伽梵歌》的上述描述涉及对社会的正面和负面心理作用。这些心理作用和行为模式是智性鞘层次的功能，但是这些心理功能的背后也可能潜藏着各种忘却记忆。瑜伽疗法指导师需要对学员 / 委托者进行 Assessment 并加以应对。

5.2.3 记忆功能检查表：（习练冥想时需要）重新认知过去某一时刻的记忆

为了净化本喜乐鞘中的记忆，学员 / 委托者自己必须让被忘却的记忆显现出来，并尝试根据善性占主导的“智性”基准重新认知记忆。瑜伽疗法指导师需要指导并协助学员 / 委托者自行努力净化已忘却的记忆。

知性与感性功能・客观审视能力瑜伽疗法 Assessment 半结构化面谈指

导书（SSIM-AISO）已在智性鞘一章中进行了介绍，请加以参考。

本喜乐鞘的瑜伽疗法指导的核心是冥想指导。因此就需要学员 / 委托者自己在追寻记忆的同时进行记忆净化习练。但是，如果学员 / 委托者没有接受过冥想习练等训练，应该会难以回忆起被忘却的记忆，甚至可能会把有些记忆关在心素（Citta）内不想回忆起来。这就需要逐渐引出这些记忆并增加新的认知。另外，由于此心理作业可能会引发意外创伤，因此瑜伽疗法指导师必须非常谨慎地指导学员 / 委托者，必须与精神科医生等专家一起组成团队医疗，提供这些瑜伽疗法指导。

5.2.4 评估是否患有失自然症（丧失生存的意义）

据说，如果一个人找不到生活的意义，失去生活的目的，甚至自我存在发生崩溃的话，他将会只为了满足感官而奔跑，出现成瘾倾向，并且有时会产生短暂的生活习惯。瑜伽疗法指导师需要 Assessment 委托者是否具有这种心理倾向。以下介绍于 1300 年前留下众多圣典讲解文的印度圣师商羯罗撰写的圣典《瑜伽经》的部分讲解。

参考资料 18：Shankaracharya（商羯罗大师）的《Yogasutrabhasyavivarana/瑜伽经讲解》，引自第 1 章第 1 节讲解

与先前的（阿育吠陀）医学的分类一样，瑜伽可分为以下四组进行说明：

1. 应克服的（疾病）是充满痛苦的轮回转生（Samsara）。

解说　毗耶娑圣师对帕坦伽利圣师的著作《瑜伽经》进行了讲解，而生活在七世纪的印度的商羯罗圣师进一步对毗耶娑圣师所著的讲解文进行了讲解并留下著作（yogasutrabhasyavivarana）。商羯罗圣师在此《瑜伽经》讲解文中指出，我们人类出生于这个俗世本身就是疾病。这是因为，由于存在无明这一疾病，使得我们有机会重生于这个世界并克服无明。所以说轮回转生于这个俗世本身就是疾病 / 应克服的事。因此，根据商羯罗圣师的说法，瑜伽疗法指导师和学员 / 委托者今生都必须努力在各自的立场上克服无明。瑜伽疗法指导师今生生活的目的是努力治愈，而学员 / 委托者则是努力实现自制。

2. 其原因是起因于无明（Avidya）的“所见”与“可见”的混淆。

解说　商羯罗圣师指出，之所以无明，是因为存在“所见与可见之间”的混淆。也就是说，在瑜伽哲学中，“所见”的是真我 / 生命原理，而“可见”的是存在于俗世的所有事物和我们自身所拥有的人体五藏。商羯罗圣师指出，我们人类今生必须纠正这种将万物错误认知为自己自身的无明，使自己脱离俗世，也就是获得解脱。

3. 从痛苦中解放是知晓两者不同的不动（Aviprava）的绝对智慧。

解说　除非从俗世中解放出来，否则我们不得不受困于俗世的变化并继续痛苦。瑜伽疗法指导师和学员 / 委托者都要掌握能够时刻识别、分辨、区别和辨别上述两者的智慧。而获得这种智慧的方法之一就是修行传统瑜伽，即习练瑜伽疗法。

4. 当明辨（Viveka Khyati）出现时，无明就会消失。若无明消失，所见与可见之间的混淆就会完全消除，这就是被称为独存（Kaivalya）的解脱境界。此独存（Kaivalya）对应医学中的“完全健康状态”，这就是瑜伽的目的，即解脱。

解说　已经达到解脱境界之人不再依赖于俗世的一切，不再受变化的牵绊。而且商羯罗圣师明确指出，这就是“独存”，被称为“独存境界”，是一种完全不再依赖的意识状态，这种“完全健康状态”是通过传统瑜伽修行和瑜伽疗法习练而获得的。这就是瑜伽疗法指导和瑜伽疗法习练的最终目的。

参考资料 19：从精神上（灵性上·健全的自我认知）评估不健康与健康的人：by Dr D B Bisht

印度新德里阿波罗医院的DB.Bisht博士发表了以下基于精神上（灵性上・健全的自我认知）的人类分类。（Dr D B Bisht Director, Medical Education Research, Indraprastha Apollo Hospital, New Delhi, India.）

<精神上（灵性上・健全的自我认知）不健康/健康的人类的概念>

a）<贪婪；试图从他人获取不属于自己的东西>VS<不执着于物>

b）<暴力>VS<不暴力、友好>

c）<害怕失去>VS<不害怕失去>

d）<心存怀疑>VS<信任他人>

e）<执着于愤怒等>VS<不受情感影响>

解说　如Bisht博士所述，是否已达到解脱境界可以通过是否能与他人和谐相处而轻松地进行评估。瑜伽疗法指导师只要充分运用上述评估基准对学员/委托者的健全的自我认知进行判定即可。现编制有Spirituality（精神 & 灵性）瑜伽疗法Assessment半结构化面谈指导书（SSIM-AS）的判定表。此Assessment表由瑜伽疗法指导师自行填写。由学员/委托者自行填写的瑜伽疗法的各种Assessment表已由瑜伽疗法相关人士和大学的心理专家于2015年开始共同编制。

5.2.5 阿育吠陀中的 Assessment

内科医师遮罗迦指出，阿育吠陀治疗的最终目的是引导顾客达到“解脱境界”。即使从现代医学、心理学角度来看，这一概念也可以考虑用于从根本上治愈在现代压力社会中精神深处受到伤害的学员/委托者。以下对参考资料进行介绍。

参考资料 20：关于治疗的终极目标，引自《Charaka Samhita/ 遮罗迦本集》第 4 篇第 1 章

第 94 ～ 97 节：***终极的治疗就是让人感觉不到诱惑。欲望的最大原因是诱惑，从（身体的）各种灾难之所在和所有诱惑中解放出来将会消除所有欲望。如同蚕吐丝并最终走向死亡一般，麻木的人和慢性病患者从感官器官的对象中制造诱惑。智者感知如同灼烧身体般的感觉器官的对象并远离它们，从而不会引起灾难的开始，也不会造成灾难，更不会受难。***

（解说）内科医师遮罗迦的教导可以说是为患有现代生活习惯病的人们所写的。就我们所知，对自己身体越不好的东西，学员 / 委托者越喜欢。因此，有些东西会进一步损害心身。在本节中，内科医师遮罗迦描述的就是这种心理。学员 / 委托者为什么明知对自己不好，却仍旧无法战胜诱惑呢？据说这种诱惑是由“记忆 /samskara”引起的，而记忆存在于在本节的喜乐鞘发挥作用的心素（Citta）中。麻木的人没有足够敏锐和强大的知性和感性来克服会打乱感觉器官的诱惑。换言之，从瑜伽疗法而言，就是欠缺人体马车说中操纵十匹马 / 感觉器官的车夫“智性 /Buddhi”这一内在心理器官的智慧。修习传统瑜伽的 Raja Yoga（王瑜伽）也是增强智性作用的方法之一，要对学员 / 委托者施以心身能力方面的智性教育，指导其进行 Raja Yoga（王瑜伽）方面的瑜伽疗法。

第 99 节：***如同识别健全与不健全一般，错误地识别并认定永恒和有限，会导致原本正确认知的知性的作用发生混乱。***

（解说）如同智性鞘一章中所述，陷入无明的智性会造成许多的错误认知。瑜伽疗法指导师要 Assessment 学员 / 委托者是否具有这种错误认知，并通过传达传统瑜伽的智慧，指导各种瑜伽疗法技法等智性教育，进行瑜伽疗法 Instruction（YTI）来教导学员 / 委托者。

第 130 ~ 131 节：*各感觉器官和各对象并非幸与不幸的原因，正如逻辑所证明的，这四组使用方法才是其原因。从四组使用方法是其原因来看，只要不使用各感觉器官就不存在幸与不幸。*

解说 从本质上讲，感觉器官关系到心身的外向功用。十匹马总是向外寻求，但是，若能消除这种倾向，有意识地关注身体内部的各种信息，过去过于外向的意识状态所引起的各种心身相关诸症状必将得到改善。瑜伽疗法指导师正是向学员 / 委托者指导这一技法。

第 138 ~ 139 节：*幸与不幸是真我与各感觉器官、心意和感觉对象相联系而产生的，但是，若心意不断与真我联系，人就不会与感觉对象相联系，就会产生超意识状态，因此也就不再存在幸与不幸。圣仙们将这种意识状态称为“瑜伽”。*

解说 内科医师遮罗迦在本节中提到了“瑜伽”。内科医师遮罗迦指出，若来自生命原理之真我的纯粹意识能够使各感觉器官、心意和智性等各种心理器官不作用于“与各对象相联系”的外部，那么它就是“瑜伽”状态。毗耶娑圣师于五世纪留下圣典《瑜伽经》讲解文，并在讲解文（Viyasavasha）中阐述了如下内容。*“当想要在心素（Citta）专注的状态下，原原本本地照亮现实对象，消灭各种烦恼（Klesha），解除行为（Karma）的束缚，并使心素（Citta）的所有功用止息时，就被称为具有对象意识（Samprajnata、有想）的瑜伽（三昧）”*。换言之，在瑜伽经典中，“瑜伽和三昧”用作同义词，是最高的专注状态，完全不受外界事物的影响。这一意识状态是使我们克服幸与不幸的秘诀，也是瑜伽疗法指导师的指导核心。

第 142 节：*动性、暗性居于劣势，能够实现 Moksha（解脱）。解脱就是超越过去的各种业的力量，从所有执着（的各种原因）中解放出来。这也称为从转生中解放。*

解说 为了引导学员 / 委托者的心身状态达到完全健康，瑜伽疗法指导师需要将学员/委托者的真理引向善性占主导的心理。据说，即使在这种状态下，三种德性（Guna）中的动性、暗性也没有完全消失。内科医师遮罗迦在对这些传统瑜伽哲学进行解说的同时指出，若对于在善性占主导的意识状态下于眼前产生的、因过去的业而可能带来的每件事，都能心绪安宁地逐一克服的话，将有助于克服过去所有的业。传统瑜伽认为，能否脱离过去的行为取决于现在的行为。印度人们相信，只要能够做到这点，就不会再掉入俗世这一苦界。

第143～146节：***与圣贤们交流，避开麻木的人，遵守禁食和其他戒律，研习圣典，具备理解力，喜好独居，不局限于俗世之快乐，寻求解脱境界，坚定地自制，不受行为束缚，克服过去的各种业，具备无执念的性行，解放自我意识，领悟执着的恐怖，专注于心身互动，思考哲学真理。上述性行是通过领悟（引导进入解脱境界的）真理而产生的。***

解说　本节中，内科医师遮罗迦提到了“领悟使人进入解脱境界的真理的性情”的修养方法。传统瑜伽导师暂且不提，医学专家提到了这种精神特性的完成方法，并发现阿育吠陀是一种以心身完全相通为目的的生命医学。瑜伽疗法指导师自己也必须按照本节所述的方式生活，并且能够指导学员/委托者提高精神状态。

第150～151节：***达到解脱的圣贤们说，这是唯一的方法，不会发生转生，这就是领悟真理的力量。瑜伽行者们说这种方法就是瑜伽，精通各种德行的学者们也同样这样认为，并指出这是解脱者们实现解脱的方法。***

解说　内科医师遮罗迦指出，终极的健康是“解脱境界”。这就是瑜伽境界，是瑜伽疗法指导师和学员/委托者共同想要达到的意识状态。为此，瑜伽疗法指导师和学员/委托者不仅要消除心身相关诸症状的各种症状，在各种症状消失后，就必须通过传统瑜伽修行开始进行习练，以获得高层次的精神状态。

第152～153节：***依赖和有限所造成的一切都是苦恼（的原因）。也就是说，它与真我无关，在领悟到真理之前，对自我的错误认识一直都在。但是，一个人若能从这种意识状态领悟到“我不是这个（身体）”“这（身体）不是我”这一真理，将超越万物。***

解说　我们将人体五藏说中的“五藏”错误地认知为我们自己。这就是所有***“依赖和有限所造成的一切都是苦恼（的原因）”***。在传统瑜伽中，客观审视这些思想并使其平静的心理作业被称为冥想修行/掌控/Samyamah，并且瑜伽行者们也对其进行修行。瑜伽疗法指导师和学员/委托者必须共同努力修行。

第154节：***在这种终极的解脱境界下，与我们的意识、知识和认知所引起的各种共同存在的感觉作用会完全止息。***

解说　内科医师遮罗迦指出，在终极的意识状态下，我们的“知识、认知和感觉作用”全部都会停止和消灭。这与瑜伽哲学所揭示的完全相同。内科医师遮罗迦可能就是瑜伽行者，甚至是帕坦伽利圣师。

以上对内科医师遮罗迦所指出的“人类存在的完全健康状态”进行了阐述。瑜伽疗法指导师也会充分运用这些阿育吠陀的Assessment方法，指导学员/委托者达到终极的健康状态。

以上对瑜伽疗法指导师在本喜乐鞘层面实施的瑜伽疗法Assessment（YTA）进行了介绍。

5.3 喜乐鞘的瑜伽疗法Instruction（YTI）理论

如下所述，传统瑜伽认为，自制是达到自我根本存在层次的秘诀。只有自制才能从俗世中“解脱”。如前所述，希瓦南达瑜伽修道院的Swami Krishnananda在瑜伽认知论中也曾指出以下内容。

只有能够自我控制才能领悟真我。

5.4 喜乐鞘的净化法与指导法：

针对净化处于人体五藏最内层的喜乐鞘的指导方法主要是心理教育/冥想指导。特别是冥想的习练法如前所述，包括吠陀冥想和王瑜伽冥想两种类型。吠陀冥想是一种聆听（Shravana）给定的主题，并思考（Manana）其内容的冥想法（见参考资料21第161页），在瑜伽疗法中王瑜伽冥想是一种让普通人意识到进出体内外的呼吸并有意识地感受心脏跳动等（见参考资料22第162页）的习练法。

此外，在喜乐鞘层面，四大瑜伽理论的智性教育也很重要。换言之，瑜伽疗法指导师将通过口头Darshana向学员/委托者传达Jnana Yoga（智瑜伽）、Bhakti Yoga（奉爱瑜伽）、Karma Yoga（业瑜伽）、Raja Yoga（王瑜伽）各自的思想，同时Assessment学员/委托者的价值观，并使学员/委托者意识到自身价值观的差异。另外，还将进行冥想指导，使学员/委托者客观审视自己的忘却记忆，以修正其对记忆的认知。

以上是能够让人们掌握对心身两方面的自我控制的方法。我们试图通过这种方法在本鞘中实现完全健康（解脱），其中完全健康不仅包括身体、精神、社会健康，还包括Spiritual/精神上（灵性上・健全的自我认知）健康。下面，再次对描述了吠陀冥想的古奥义书圣典的记述进行简单介绍。

参考资料21：引自Brihad Aranyaka Upanishad（大森林派奥义书）／吠陀冥想

第4篇　耶若婆佉夫妻的对话　　第5章

第6节：***Maitreyi啊！真我就应被看到、听到和思考。只有认可真我，并将真我作为聆听、思考的对象，才会领悟到一切。***

解说 据说成立于公元前一千年的古奥义书圣典群中最大一部圣典《Brihad Aranyaka Upanishad(大森林派奥义书)》中已对冥想技法进行了介绍，如下所示。即，1.Shravana/聆听，2.Manana/思考，3.Nidhidhyasana/日常深冥想，之后应该为4.领悟。自古以来，瑜伽行者们就是这样通过这四个阶段的冥想修行来领悟这个世界的真理。我当时在喜马拉雅山中进行冥想修行时，导师Swami Yogeshwarananda上师在开始冥想前必会进行很长的演讲，让我们聆听（Shravana）。他每天都会早晚两次进行冥想指导，让我就该题材进行思考（Manana），并且指导我在静修处/修道院的生活中反复（Nidhidhyasana）活用这些思考结果，获得更多的宝贵觉悟（Jnana）。瑜伽疗法指导师会选择学员/委托者能够轻松习练这种古老的吠陀冥想，或者符合学员/委托者心身状态的主题，进行瑜伽疗法指导。

参考资料22：引自Pathanjali（帕坦伽利）大师《Yoga Sutra/瑜伽经》第1章／Raja Yoga(王瑜伽)冥想

帕坦伽利大师所著的圣典《瑜伽经》中列举了属于本喜乐鞘的心素（Citta）这一内在心里器官的净化方法。下面对其进行详细介绍。大家应该知道，传统瑜伽自古以来就是能够净化人类心里最深处的心理疗法。

第2节：*瑜伽就是要让心素（Citta）的作用止息。*

解说 本节中指出，瑜伽是一种连被忘却的记忆都可净化的心理净化方法。下面第33节介绍了瑜伽的许多具体技法，在此仅介绍其中一部分。这些技法仅靠语言是无法习练的，需要接受经学会认证的瑜伽疗法指导师的指导。

第33节：*通过培养对他人的幸福（Sukha）报以友善（Maitrī）的态度，对他人的不幸（Duḥkha）报以慈悲（Karuṇā）的态度，对他人的善行（Punya）*

报以喜悦（Muditā）的态度，对他人的恶行（Ahpunya）报以无分别（Upekṣā）的态度，心素（Citta）会变平静。

解说 帕坦伽利大师所著的圣典《瑜伽经》还作为Raja Yoga(王瑜伽)圣典为人们所熟知。Raja就是国王，在传统瑜伽中其教授的内容包含其他所有瑜伽技法，因此瑜伽经也被称为王瑜伽/Raja Yoga。本节中教授的是所谓的“Karma Yoga(业瑜伽)”的心理净化方法。即，若他人幸福(Sukhka)，则一起祝福，让幸福感倍增（Maitrī）；若他人悲伤（Duḥkha），则分担悲伤（Karuṇā）；若他人行善（Punya）并受到表扬，则一起欢喜（Muditā）；若自己遭遇恶行（Ahpunya），则选择平常心（Upekṣā）。每天进行这些行为/Karma的人的心中将会积累净化的记忆。不管是传统瑜伽还是瑜伽疗法，日常的生活态度非常重要。

第34节: ***或者通过进行呼气(Pracchardana)、屏息(vidhāraṇa)，心素(Citta)也会变平静。***

解说 本节中明确指出，八个阶段的Raja Yoga(王瑜伽)修行法中，第四阶段的“调息法”也有助于净化记忆。事实上，我们一直在为受过去的经验所牵绊的PTSD患者和患有社交恐惧症等对未来感到不安的患者进行瑜伽疗法指导，并且均获得明显的瑜伽疗法习练效果。此指导的主要技法之一就是本节中介绍的“调息法”。这种作用机制（治疗机制）是通过调息法来消除对过去和未来的不安，在习练调息法的过程中若不专注于“当下”将无法习练，因为只有集中精神，习练调息法才能起到训练智性的作用。这种智性训练能够使充满不安的心得到净化。

第37节: ***或者将克服贪爱（Raga）的人作为冥想对象，心素（Citta）也将不再动摇。***

解说 对世俗诸事失去爱憎之念的人的精神可以成为我们俗人的榜样。若能效仿这一榜样生活，那么我们自己也将不再在心素（Citta）中积蓄爱憎记忆，从而作为记忆仓库的心素（Citta）将得到净化。不管是传统瑜伽还是瑜伽疗法，运用的都是这种心理治疗技法。

第 38 节：***或者通过梦幻状态（Svapna）和深眠状态（Nidrā）产生的智慧（Junana），心也将不再动摇。***

解说 传统瑜伽哲学将人类心理分为四个阶段，即：1. 在醒位（Jagrat）、2. 在梦位（Svapna）、3. 沉睡位（Susupta）以及 4. 超越位（Turya）。我们要客观审视其中的梦幻和深眠的意识状态。换言之，事实上，我们都会有"我刚刚做了这样一个梦""我刚刚没做梦""我昨晚完全没做梦"这样的体验，这是因为在我们的心理作用中，即使我们处于梦幻和深眠状态，一直照亮并观察我们心理作用的存在仍会存于我们的内心深处。在传统瑜伽中，不论处于觉醒状态还是睡眠状态，都强调要以这种内在深层的意识将我们的心抽离世俗诸事，并使其脱离、解脱。为此，瑜伽的各种技法作为心理疗法，迄今为止已传递了数千年。其中之一就是下面的冥想法。

第 39 节：***或者通过适合自己的禅定（禅那/Dhyāna/冥想法），心素也将不再动摇。***

解说 所谓的冥想法绝不是只要坐着就可以。重要的是要创造平等心，但在此之前需要习练者做的事还有很多。

我们跟随导师在印度的喜马拉雅山中每日进行冥想修行时，导师传授了我们许多传统瑜伽的冥想技法，而且导师会在与我们进行 Darshana / 会面时教导我们自己该修习这数百数千种冥想技法中的哪种技法。导师还会在 Darshana 时与弟子们确认修行成果，并教授更深一层的冥想技法。多年来，我自己也在这种指导下跟随我的导师 Swami Yogeshwarananda 上师学习冥想技法。导师会 Assessment 习练者的心理状态，再选择冥想技法进行教导。

瑜伽疗法指导也可以采用与这种传统瑜伽指导相同的手法。这种叫做冥想指导的心理疗法技法最终将净化以往的记忆，但是在实际习练时需遵从经认定的瑜伽疗法指导师的指导。

《瑜伽经》第 2 章中阐明了冥想行法的作用机制，以下就其中几种进行介绍。

《瑜伽经》第 2 章

第 10 节：***这些微小的烦恼可通过瑜伽行者的意识归灭于它们的原因来消除。***

解说　本节中提到的诸烦恼是 1. 无明、2. 我执、3. 贪爱、4. 憎恨、5. 执著生命并恐惧死亡这五种烦恼，但《瑜伽经》的著者帕坦伽利圣师指出，只要意识到这些烦恼产生的根本原因，并理解其原因，就能克服这些烦恼。这种“将行者的意识归灭于原因”的做法就是传统瑜伽的冥想技法，可以说与现代中被称为认知疗法的心理疗法的目标是相同的。数千年前，传统瑜伽就指出，重新意识并重新认知作为烦恼基础的意识作用是诸烦恼的克服方法。换言之，瑜伽疗法就是找出造成不健康心理作用的原因，重新认知这一心理并将其转化为健康心理。实际的习练方法需由经学会认定的瑜伽疗法指导师进行指导。

第 11 节：***这些烦恼的活动必须通过禅定（禅那 /Dhyāna/ 冥想）来消除。***

解说　本节中指出，对于不健康的心理作用，要通过“禅定（禅那 / Dhyāna/ 冥想）”来应对。因此为了消除烦恼，需要进行冥想心理疗法。因为被称为 Dhyāna/ 禅那的传统瑜伽行法是像圣贤智者佛陀释迦牟尼那样盘腿而坐，忘记肢体，忘记呼吸作用，然后仅以自己的心理作用为对象进行传统的吠陀冥想，并重新认知众多被忘却的记忆。这种自己进行的心里操作就是传统瑜伽修行，也是现代瑜伽疗法的心理疗法。

第 12 节：***无论是过去还是将来了结的业（Karmasaya），都在各种烦恼（Kleshas）中有其根基。***

解说　人体五藏说中的心素（Citta）所属的喜乐鞘是五藏中最深层的鞘，其中储存着所有的记忆。心素（Citta）是一个记忆袋，因此造成各种烦恼的不健康的记忆也存在于该鞘中，有时会成为所谓的“种心（动机 /Karmasaya）”，从而引发心理作用，致使人们做出各种行为。只要这种不健康的动机继续起作用，就会对人的各种心理作用造成影响，从而做出各种愚蠢的行为。这将会*“带来今生和来生的所有体验”*。***因此，瑜伽疗法指导师进行瑜伽疗法指导，就是让人们重新认知被忘却的记忆这一烦恼的原因，并将其转变为健康的认知，从而脱离无明的人生。具体由经认定的瑜伽疗法指导师进行指导。***

第 16 节：*未发生的苦恼（Duhkha）可以避免。*

解说 因此，只要将使内心不健康的记忆重新转变为健康的认知，不仅能够消除无明，还能够消除将来可能会发生的各种烦恼。传统瑜伽的冥想法在现代可以用作冥想的瑜伽疗法。但是，被忘却的记忆会不断浮现，因此我们需要谨慎对待旧日记忆。即使要有意识地忆起某种忘却记忆，习练者也需要事先习得能够冷静地进行客观审视的能力。为此，瑜伽疗法指导将从意识身体层次的 Breathing Exercises（呼吸运动）技法开始习练，然后让学员 / 委托者习练调息法来客观地意识并控制呼吸，再习得客观审视的能力，在此基础上再指导学员 / 委托者习练本节中的冥想行法。

第 17 节：*应消除的苦恼起源于见者与所见者之间的连接。*

解说 本节中出现了“见者与所见者”的概念。这两者已在智性鞘中进行了解说，请作参考。只要客观审视俗世这一被造物的所有事物、所有人体五藏并与自己的存在区分开，所有苦恼的根源都将会消除。产生烦恼的原因在于不能进行客观审视，而现代人只要自己对自己施以心理疗法，像传统瑜伽那样进行瑜伽疗法习练，自行觉知自己的心理作用的根源，并重新进行认知即可。这就是现代的瑜伽疗法指导，在实际进行瑜伽疗法习练时要接受经认定的瑜伽疗法指导师的指导。

第23节：*见者与所见者相遇，以便见者领悟自己的本性，并发挥宿于见者与所见者的力量。*

解说 对于为什么这世上分别存在见与所见，仍有许多疑问，例如为什么有好人和坏人，为什么有永恒存在和有限存在，为什么会有身体和心这种不断变化的事物。但是，本节指出，其原因是"为了发挥宿于两者的力量"。因为有坏人，有些人才努力想做个好人；因为受困于有限的事物才寻求永恒存在;因为身体和心不断变化才努力成为不动的存在。圣典指出，它们都是发挥生命力的素材。可以说，我们因受世事变化玩弄而苦恼，得到解脱而习练传统瑜伽和瑜伽疗法，以发挥宿于我们内心的力量。瑜伽疗法指导师们努力激发委托者内心的光芒，让学员/委托者凭自身的力量从苦恼中解脱出来。

第24节：*这一结合的原因即是无明（Avidya）。*

解说 虽说现代是压力社会，但有些人患有压力病，有些人却没患病。这是因为学员/委托者受惑于外界变化这一"见者与所见者的结合"，自己创造压力。例如患有依赖症的人们与依赖对象这一所见者深深地结合，从而将这些与自我存在等同视之，无法分离。苦恼就是从这里开始的，因此这种心理状态就是"无明"。现代的许多人在不同程度上都处于这种情况。重要的是，我们要以自己为中心清楚地识别"受到客观审视的事物与进行客观审视的自己"。瑜伽疗法指导师的工作就是教导如何顺利地意识万物。

第25节：*若不再无明，二者将不再结合。这是舍弃（Hana），将留见者独存（Kaivalya）。*

解说 如前所述，印度将终极的健康状态称为"Svastha/Sva + Stha/保持自我存在"。Svastha这一词传播到西方，波斯语为Hasta，英语为Health，Health的词源为印度的"Svastha"一词的造词，即"保持自我存在”。不依赖于其他而独立存在的意识状态就是终极的健康/Health。

第26节：不断明辨（Viveka Khyätim）即是舍弃的手段。

解说　为了处于第25节的终极状态，需要努力不断识别/辨别/区别“真实的自我存在”，并使其存在与自我形象重合。瑜伽疗法指导师在指导学员/委托者时，要进行瑜伽疗法指导以使学员/委托者习得区别/识别/辨别见与所见的智慧。

以上对Raja Yoga(王瑜伽)圣典和《Yoga Sutras(瑜伽经)》中记载的瑜伽疗法Assessment（YTA）和瑜伽疗法Instruction（YTI）的基本概念进行了解说。

5.5 避免和预防喜乐鞘层面的意外伤害和不良反应的心得

下面列举了瑜伽疗法指导过程中的注意事项。希望普通瑜伽指导者也能从瑜伽疗法的基础开始重新学习，对那些从自我存在的根源生病的人们进行瑜伽疗法指导，从而为社会做出贡献。

1. 瑜伽疗法指导师不得向委托者/习练者询问不必要的个人信息。
2. 瑜伽疗法指导从体式和调息法开始，不可轻率地进入冥想指导。
3. 在进行瑜伽疗法指导时，若习练者讨厌习练冥想，不可强行劝说。
4. 有些习练者会抗拒接触喜乐鞘的内容，不要强迫习练者。
5. 无需特别强调冥想坐姿，可以使用椅子。
6. 指导分初级、中级、高级，从易于调查的“积极调查过去”开始指导。

5.6 喜乐鞘相关病例报告

为了让人们了解瑜伽疗法在临床环境中进行指导的实际情况，下面介绍汇总了几起智性鞘相关病例报告的创作案例。本病例通过对几个典型病例进行润色加工而成，用于培训教材之用。

5.6.1 创作案例 6：针对过量饮酒引起的焦虑症状的瑜伽疗法指导报告

瑜伽疗法研究所　用贺太郎

1.前言

人在童年时的记忆有时会影响一生。特别是如果这种忘却的记忆是自我否定的，那么有些人成年后也会找不到自我肯定感，从而深陷苦恼无法自拔。本篇讲述的是，一位在成长的家庭环境和学校生活中形成的自我否定感一直留存在记忆中，在社会中苦苦挣扎求生的女性，在偶然读到的书里面得知瑜伽有助于克服心理创伤，通过瑜伽疗法指导师的指导终于克服了心理创伤的故事。

2.病例

【练习者】35 岁、女性、身高 152cm、体重 48kg、派遣员工。

【主诉】过度饮酒、在意别人的眼光、突然觉得恐惧、疲劳。

【家族病史】父亲73岁时死于胃癌。母亲70岁，患高血压症、冠状动脉狭窄。

【诊断病名】无。

【既往病史】24 岁 自律神经失调症，30 岁 失眠症（1 年时间，服用依替唑仑片 0.5mg）。

【现病史】X － 23 年（12 岁）小学时被本来关系不错的朋友忽视不理。没有和任何人沟通，有轻生的念头。X － 21 年（14 岁）因为搬家换了个学校，交到了新朋友，但是一直担心不知何时就会被朋友背叛。X － 15 年（20 岁）进入公司从事行政工作，建立新的人际关系时，不敢说出自己的真实想法，而是给自己树立了一个开朗乐观的人设。因为怀疑别人在背地里说自己的坏话，开始出现了自残行为，弄伤了腹部。X－7年(28岁)因为离婚，回了老家。养育孩子，与母亲同住，在经济压力以及对未来的担忧等种种压力下，情绪波动大的老毛病更加严重。每天都被疲劳感、倦怠感、自责的念头包围。喝了酒以后就会把火撒在家人身上。X年(35岁)看了一本《通过瑜伽克服心理创伤》（David Emerson，Elizabeth Hopper著，伊藤久子译：纪伊国屋书店），觉得书里边的患者与自己所处的环境相同，症状也相似，期待自己也能改善症状，于是来到D瑜伽疗法教室开始练习。

【生育及生活史】父亲是银行职员、母亲从事服务业。父亲喝了酒回家以后会对母亲大喊大叫，还会使用暴力，因此父亲在家的时候心里总是不踏实。兄弟姐妹共2人，活泼开朗但个性很强，只要不依着自己的意见就会生气，是个情绪波动比较大的小孩。专科学校毕业后，进入位于其他县的一家公司做行政，其间历经了各种挫折，之后很快怀孕、生产、结婚。离婚后回了老家。与练习者的母亲、孩子3人一起生活。之后，一边工作一边抚养孩子。

【瑜伽疗法史/主诉·症状变化】X年8月(35岁)开始瑜伽疗法练习。每周一次，在笔者家里进行。第一次时，自述有酒精依赖症，使用博伽梵歌行为能力瑜伽疗法Assessment半结构化面谈指导书(SSIM-BGAK)判定B感觉器官的控制能力得分较低，为2/5分。因此作为增强自制力的瑜伽疗法Instruction(YTI)，开始从Isometric Breathing Exercise（等长呼吸运动）进行瑜伽疗法指导。同年9月，自述和人说话时紧张，肩膀僵硬、后背疼，瑜伽疗法Assessment(YTA)认为是由于觉得别人在注视自己的一举一动的紧张感造成了身体僵硬、不协调。次月10月谈到症状变化(CCC)时，其表示自己感受到了摆脱身体僵硬的好心情。喜乐鞘方面，由于被人忽视的经历，在Spirituality（精神&灵性）瑜伽疗法Assessment半结构化面谈指导书(SSIM-AS)中D对他人的疑念制御力得分较低，为2/5分，YTA认为这是发生主诉症状的重要原因之一，因此同月作为YTI，利用吠陀冥想指导其进行历数其成功经历的冥想，指导其将自己肯定的经历转化成语言说出来。此时的CCC是，说出“自己能活着太好了”，坦白了自己过去的经历，展示了身体上留下的自残痕迹，留下了眼泪。结果是，作为开始练习4个月后的CCC，这位练习者本人意识到了自己紧张的状态，能够用呼吸法调整心身的平衡。另外，同时期，YTA认为这位练习者主诉的突然恐惧、昏昏沉沉的症状，可能是PTSD的3种症状中的分离状态，作为YTI，除了上述练习外，还指导进行Sukshma Vyayama（精微体操），Isometric Breathing Exercise（等长呼吸），Isometric Sukshma Vyayama（等长精微体操）等，指导其将注意力更多地放在自己身上，特别是有意识地将注意力集中在当前使用的身体上。结果是，作为开始练习6个月后的CCC，自述即使处于心身分离状态，自己也能意识到这一点，能够客观地看待自己的状态了，如果看到有人发怒、使用暴力(包括语言暴力)等,觉得自己逃不掉的时候，能注意到有恐惧袭来，脑袋变得昏昏沉沉了。过量饮酒行为消失，因此在SSIM-BGAK中YTA 认为B从2/5分提高到了4/5分。而作为开始练习1年后的CCC，自述客观审视能力提升，能够控制情绪了，认识到这种焦虑是童年心理创伤的延续，希望结束这种不健康的生活方式，选择幸福的人生。SSIM-AS中，YTA认为D由2/5分提高到了4/5分

【基于本人自述的现状报告】自幼起情绪波动较大这一点持续到了现在，有时会向周围的人发火。不管和谁在一起，都好像只是自己一个人，非常焦虑，但是练习瑜伽时，我能从心底觉得幸福，感觉心里很温暖。通过呼吸法以及使用手的Isometric Breathing Exercise（等长呼吸运动），症状有所缓解，也能够从可能会突然觉得害怕这种不安的心情中逃离出来了。具备了客观审视的能力，意识到自己痛苦的根源自儿时起一直没变。认识到自己背负的东西自己卸下来就好了，然后就可以获得幸福了。不再看周围人的脸色行事了，慢慢地能够走自己的人生路了。以前从来没和其他人说过过去的事，都说出来、哭完以后就轻松了。希望我能直

面过去，开启新的人生。

3.观察结语

人都是因为过去的种种行为才造就了今天的自己，对于这位练习者来说，通过能够克服自我否定情感的瑜伽疗法指导，给过去的各种经历赋予了新的认知。这样的瑜伽疗法练习相当于一种自我治疗，使其能够自己修正过量饮酒等不健康的生活习惯，开始健康的日常生活。瑜伽疗法是一种能为克服心理创伤带来多种可能性的心理疗法。

5.6.2 创作案例 7：直面地震带来的心理创伤的瑜伽疗法指导报告

瑜伽疗法研究所　用贺太郎

1.前言

经历了东日本大地震的女性，在地震后对上下班时拥挤的人群感觉强烈紧张，在曾经坍塌了一半的自家客厅里总是不踏实，只有钻进 2 层卧室的被窝里才最踏实。感觉肩膀僵硬，身体沉重，不想动。心想这些心理和生理的变化可能是地震带来的心理创伤，于是为了直面心理创伤，开始瑜伽疗法练习，验证心理和生理上会出现什么变化。

2.病例

【练习者】55 岁、女性、身高 160cm、体重 50kg、办公室职员。

【主诉】身体沉重、肩膀僵硬、便秘、浮肿、焦虑感、焦燥感。

【家族病史】父亲 92 岁、母亲 87 岁，患高血压症。次子 28 岁，15 岁时患上脑梗塞，18 岁、23 岁时复发，特应性皮炎，过敏性鼻炎。

【诊断病名】无。

【既往病史】X － 43 年(12 岁)、X － 23 年(32 岁)时由 A 医院诊断为自律神经失调症，X － 9 年(46 岁)时由 B 医院诊断为手根管综合症，X － 6 年(49 岁)时由 C 医院诊断为哮喘、室上性心动过速。

【现病史】X － 1 年(54 岁) 经历东日本大地震。自家房子坍塌了一半，停电停水 10 天，停气 1 个月，部分地铁停驶，坐了 2 个月的临时公交上下班，由于地震导致工作量增加，承受了很大的压力。随着生活设施的恢复，自家房子的修缮，练习者周围的生活恢复到了地震以前的模样，但是次年，正值公司的新年早会，准备进入有很多人的房间时，除了不适感，还感觉到了胸部压迫感，呼吸困难，不得已离场。从此能感觉到自己身体的变化，如：在自家客厅时不舒服；只有被窝里才最放松；因为不喜欢坐满人的通勤巴士、地铁，早上提前离开家去上班；虽然有体重增加、浮肿、便秘、肩膀僵硬等自觉症状，但就是懒得动。想想这可能是地震带来的心理创伤，于是从 X 年(55 岁) 开始学习瑜伽疗法。

【生育及生活史】自幼就畏缩不前，不擅长和人打交道，习惯观察周围人的脸色、反应。X － 23 年(32 岁) 久坐后站起来的时候头晕，焦虑感、胸部压迫感等症状愈发严重，诊断为自律神经失调症后请假休息 3 个月。X － 9 年(46 岁) 因工作上用手过度，诊断为手根管综合症。公司公布了裁员计划，感受到了强烈的焦虑感。X － 7 年(48 岁) 诊断为哮喘、室上性心动过速。与周围人打交道觉得麻烦，有强烈的紧张感，对于自己这种情绪、身体情况丧失了自信，X － 6 年(49 岁)参加了教授瑜伽疗法的课程。

【瑜伽疗法史 / 主诉・症状变化】由于主诉中提到地震后有接近 1 年的时间没有办法进行瑜伽练习，于是从上下班途中可以进行的调息法开始，以恢复肌肉力量为目标，让其自己练习 Anti-aging Yoga(抗衰老瑜伽)、瑜伽疗法的 Asana。X 年(55 岁) 恢复瑜伽疗法练习，经 YTA 认为，由于其在 Anti-aging Yoga(抗衰老瑜伽)舒缓的动作中表现出来的焦虑的样子，使得瑜伽经心理紊乱瑜伽疗法评估半构造化面谈指导书 (SSIM-YSSMA) 中⑧找不到新出路的得分高达 5/5 分，这是发生主诉症状的重要原因之一，因此作为瑜伽疗法 Instruction(YTI)，首先开始指导其按照自己的节奏开始调息法，但是其无法做到腹式呼吸，呼吸浅而快。特点是气能鞘层面不全，但通过坚持不懈地指导练习调息法，终于能够进行深呼吸了。作为自此之后的症状变化(CCC)，其欢快地谈到，地震 2 年后，工作后的空闲时间在自己家进行瑜伽疗法练习，养成习惯后，身体的沉重感，肩膀僵硬，后背僵硬等自觉症状减轻了，便秘和浮肿也有改善，觉得身体很轻盈，SSIM-YSSMA 中也 YTA 到⑧找不到新出路的得分由 5/5 分下降到了 2/5 分。

【基于本人自述的现状报告】地震时，自家房子的宅基地裂了，房子也歪了。客厅的损坏情况最严重，玻璃门掉了，飘窗的玻璃也碎了，屋子里的东西七零八落。以客厅为中心，房子下沉了 10cm，虽然进行了修缮，但是呆在客厅里的时候，总是回想起七零八落的房间和当时身体后倾头疼的感觉，心里总是不舒服，余震的时候忍不住大喊大叫。由于汽油不足，本来开车上下班的人也都来坐公交了，车上总是很多人，上下班的路途很幸苦。由于食品不足和汽油不足等，买东西的时候也得排队，还限制购买数量，每天的日子真的很辛苦。我注意到我不愿意在人群里呆着，可能就是因为想起了这种情况。我意识到这可能是与地震中失去亲人、房子的人相比自己的困难微不足道这种想法，使得自己去逃避自己的内心。面对连呼吸都不能随心所欲的自己的身体，我能够冷静地回忆地震发生时的种种情况了，对自己说“你一定被吓坏了。真是辛苦了！”开始瑜伽疗法练习 3 个月以后，感觉自己曾经非常紧张的内心和身体正在变轻盈，意识到肩膀僵硬和便秘、浮肿都减轻了。即使在拥挤的人群中也没那么在意了，又可以像地震前一样生活了。反省自己，我认为我是败给了地震这种巨大的压力，忘记了“觉知”这件事。

3. 观察结语

这位练习者很清楚瑜伽疗法练习的必要性，但估计是由于受到了地震这种巨大的压力以及本来就有的容易被打破心理和生理平衡的体质，才导致了“强烈紧张”、“心态崩溃”、“抑郁状态”。为了直面自己，其从意识到呼吸开始，重新找回了“觉知”。可能是经过冷静地面对造成心理创伤的地震时自己所面临的情况，认识到了无论受灾大小，给每个人都留下了非常大的压力，最终促进了不适症状的改善。如上所述，在巨大压力面前，每个人可能都很无助，都会形成心理创伤。可能正因为瑜伽疗法练习能够触动人的心灵，才使人能够有勇气直面心理创伤吧。

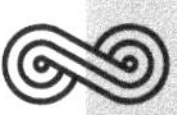

第Ⅳ部

总结

第 1 章 瑜伽指导与意外伤害和不良反应

1.1 瑜伽疗法 Assessment（YTA）的重要性

本书是为了纠正以往的瑜伽指导中不实施“Assessment/ 评估”的指导方法而编著的。意即，西医中的“治疗”，是基于作为正常人体构造的“解剖学”和作为正常功能的“生理学”对患者进行“诊治”，找出偏离了“基准”的失常部位并加以“诊断”，从而使失常部位恢复正常状态。与西医形成鲜明对照的是，当今全球的瑜伽指导的问题在于，尽管有很多顾客是因患有心身疾病才参加瑜伽指导的，但瑜伽指导者却未经旨在掌握失常心身状态的接收面谈就根据自己当时的心情漫无目的、胡乱地对委托者进行瑜伽技法指导。

因此，如本书所述，笔者基于瑜伽疗法的基本人体构造论“人体五藏说”和“人体马车说”，介绍了记述有基本人类心理的各种圣典的“心理作用基准”，还在本书中介绍了基于这些“心理作用基准”的“半结构化面谈指南”。同时，还对一些现代临床心理学和精神病学中使用的各种心理测试进行了介绍。

传统瑜伽中认为人类之所以会陷入苦恼，是因为智性鞘中掌管人类知性和感性作用的“智性 /Buddhi”的功能受损，导致属于心意鞘的十种感觉器官的功能紊乱。该紊乱甚至会导致气能鞘和食物鞘（身体）发生功能紊乱，使人患病。因此，需要重视这些学员 / 委托者的心理状态。

因此，若以这类发病理论为基准，则瑜伽疗法指导师必须评估 /

Assessment 该学员 / 委托者所拥有的“智性”功能的哪里出现了偏离。这是因为，只有在通过该诊断确定了智性的偏离部位时，才能够有针对性地实施瑜伽疗法指导即瑜伽疗法 Instruction（YTI）。另外，学员 / 委托者通过瑜伽疗法指导师指导的 Darshana，可自行找出自身的失常部位，并凭借自己的力量治愈这一失常部位。为了引导学员 / 委托者实现这种“自我治愈”，瑜伽疗法指导师要对学员 / 委托者无意识中遭受的智性鞘层次的功能不全进行评估。基于这一 Assessment，即可指导学员 / 委托者实践自我治愈的瑜伽疗法技法，使其自行发现失常部位并自行恢复。

1.2 瑜伽疗法 Instruction（YTI）和症状变化（CCC）

瑜伽疗法指导师需要根据开始指导前与学员 / 委托者进行的面谈中的知情同意，不断适当地评估学员 / 委托者的心身状态，并 Assessment 是否出现符合学员 / 委托者需求的症状变化（CCC）。若未观察到预期的症状变化（CCC），则需要再次进行评估，与学员 / 委托者达成一致意见，重新探讨瑜伽疗法 Instruction（YTI）的内容。在开始数次期间，应如同 SOC 或 SVYASA 健康自我判定表一样实施心理测试，对检查后的心理状态进行检测，并将其作为上述症状变化（CCC）的客观指标。然后，在产生症状变化（CCC）时再次实施。这样即可对这一变化进行量化。瑜伽疗法指导师还应参考这些基于西方心理学的检查结果，不懈努力，以恢复学生 / 委托者的心理健康。

1.3 后记

本书《基于传统瑜伽的瑜伽疗法标准教程》上卷：瑜伽疗法 Assessment（YTA）与瑜伽疗法 Instruction（YTI）技法，以一般社团法人日本瑜伽疗法学会认证的、用于培训经学会认证的瑜伽疗法指导师的 Assessment 教程为蓝本，向一般瑜伽指导者和学员 / 委托者通俗地解说瑜伽疗法 Assessme（YTA）与瑜伽疗法 Instruction（YTI）的“理论与实践”。

而《基于传统瑜伽的瑜伽疗法标准教程》下卷：瑜伽疗法 Darshana 瑜伽疗法的面谈技法，则就瑜伽疗法指导师对学员 / 委托者实施的实际面谈技法进行了描述。上下两卷中会出现许多对读者而言比较陌生的术语。但若不能面向试图克服压力相关疾病的现代人以现代西医、心理学的“治疗理论”和“通用语言”来解释传承印度五千年智慧的传统瑜伽术语的话，则瑜伽习练只会被视为一种单纯的休闲或广播体操层次的身体锻炼方法。而自古以来的史实表明，喜马拉雅山中的瑜伽行者们会对深入山中的弟子们的心身状态进行 Assessment、评估，然后让他们习练适当的瑜伽技法，如此历经数十年，将他们培养为远远超出常人的贤者。本书是笔者根据众多瑜伽圣典的记述对这些人类成长的原理进行解读，并基于笔者从导师直接学到的众多传统瑜伽的修行体验与领悟记述而成。笔者还计划出版面向医学、心理学家的瑜伽疗法解说书。若顾客认为本书艰涩难懂，可以参考食物鞘的瑜伽疗法习练方法，自行习练瑜伽疗法。若您遇到难以领会的难题，请垂询下述一般社团法人日本瑜伽疗法学会事务局，事务局会为您介绍在您家附近开设瑜伽教室的经学会认证的瑜伽疗法指导师。最后，献上一段祈祷所有人幸福的真言，真诚地感谢您的阅读。

联络 / 咨询方式：一般社团法人日本瑜伽疗法学会
邮编 683-0842　鸟取县米子市三本松 1 丁目 2-24
电话　0859-32-1557　传真　0859-30-3859　电子邮箱　yoga@yogatherapy.jp

和平曼陀罗

om,sarve bhavantu sukhinaḥ/

sarve santu nirāmayāḥ/

sarve bhadrāṇi paśyantu/

mā kaścid duḥkhabhāg bhavet/

om śāntiḥ śāntiḥ śāntiḥ/

木村　慧心（KIMURA KEISHIN）简历

1947年　出生于群马县前桥市。1969年　东京教育大学（现东京筑波大学）理学部毕业。1982年　Yoga Niketan修道院（印度・瑞诗凯诗）创始人Swami Yogeshwaranand Saraswati大师赐圣名Jnana Yogi并得度，成为王瑜伽阿阇梨。之后遵从师命开始传播和指导传统的王瑜伽。2003年　就任一般社团法人日本瑜伽疗法学会理事长。除了在日本进行传统的王瑜伽的指导之外，还进行圣典奥义书、瑜伽经、博伽梵歌、梵经等众多瑜伽圣典的讲座和冥想指导。2019年　世界卫生组织（WHO）传统医学・综合医疗部在印度新德里举行的“瑜伽指导基准制定会”中作为代表世界瑜伽界的20名委员之一，参加了WHO瑜伽指导基准的制定。2019年6月　作为为了瑜伽的发展的普及做出重大贡献的印度本土和国外2名之中的一员获得“第一届印度总理奖”表彰。2020年9月开始、与印度斯瓦米・维韦卡南达・瑜伽专科大学研究生院・辨喜瑜伽大学（SVYASA University）进行合作，实现了全讲座在线网络日语授课。经常在日本国内外的心身医学・综合医疗相关学术学会进行演讲。现在 在日本、印度、欧洲、南北美州从事传统瑜伽和瑜伽疗法的普及等活动。现居住于鸟取县米子市。

*世界瑜伽疗法联盟（Global Consortium on Yoga Therapy / GCYT）创立人
*世界卫生组织（WHO）瑜伽指导基准・制定委员会・委员
*亚洲瑜伽疗法协会 理事长
*印度辨喜瑜伽大学（SVYASA University）研究生院客座教授
*一般社团法人日本瑜伽疗法学会 理事长
*Japan Yoga Niketan创立人
*NPO法人日本瑜伽疗法指导师协会理事长
*日本阿育吠陀学会理事

译书・监修
「SCIENCE OF SOUL」「FIRST STEP TO HIGHER YOGA」「YOGA AS MEDICINE」「A CALL TO LIBERATION」「Science of BHAGAVADGITA」　TAMA出版

著作
「THE YOGA THERAPY THEORY AND PRACTICE」「YOGA THERAPY DARSHANA」 GAIYA出版

伝統的ヨーガにもとづくヨーガ療法標準テキストI

中国語版 ヨーガ療法マネージメント

ヨーガ療法アセスメント（YTA）とヨーガ療法インストラクション（YTI）技法

基于传统瑜伽的瑜伽疗法标准教程

瑜伽疗法的理论与实践

The Yoga Therapy Theory and Practice

瑜伽疗法Assessment（YTA）和瑜伽疗法Instruction（YTI）技法

発　　行　2020年12月1日
第 2 刷　2023年6月10日
著　　者　木村 慧心
発 行 者　吉田 初音
発 行 所　株式会社ガイアブックス
〒107-0052 東京都港区赤坂1-1 細川ビル2F
TEL.03 (3585) 2214　FAX.03 (3585) 1090
https://www.gaiajapan.co.jp
制　　作　株式会社プリプレス・センター
問 合 先　一般社団法人日本ヨーガ療法学会
〒683-0842 鳥取県米子市三本松1-2-24
TEL.0859 (32) 1557　FAX.0859 (30) 3859
yoga@yogatherapy.jp

ISBN978-4-86654-045-0 C3047

Printed and bound in Japan